2018
中国成人烟草调查报告

中国疾病预防控制中心

主　编　李新华

U0212439

人民卫生出版社
·北　京·

图书在版编目（CIP）数据

2018 中国成人烟草调查报告 / 李新华主编 . —北京：人民卫生出版社，2020.5

ISBN 978-7-117-30303-3

Ⅰ. ①2… Ⅱ. ①李… Ⅲ. ①烟草 – 调查报告 – 中国 –2018 Ⅳ. ①R163.2

中国版本图书馆 CIP 数据核字（2020）第 145029 号

人卫智网	www.ipmph.com	医学教育、学术、考试、健康，购书智慧智能综合服务平台
人卫官网	www.pmph.com	人卫官方资讯发布平台

2018 中国成人烟草调查报告
2018 Zhongguo Chengren Yancao Diaocha Baogao

主　　编：李新华
出版发行：人民卫生出版社（中继线 010-59780011）
地　　址：北京市朝阳区潘家园南里 19 号
邮　　编：100021
E - mail：pmph @ pmph.com
购书热线：010-59787592　010-59787584　010-65264830
印　　刷：三河市宏达印刷有限公司（胜利）
经　　销：新华书店
开　　本：889 × 1194　1/16　　印张：10
字　　数：282 千字
版　　次：2020 年 5 月第 1 版
印　　次：2020 年 5 月第 1 次印刷
标准书号：ISBN 978-7-117-30303-3
定　　价：55.00 元

打击盗版举报电话：010-59787491　E-mail：WQ @ pmph.com
质量问题联系电话：010-59787234　E-mail：zhiliang @ pmph.com

《2018中国成人烟草调查报告》编写委员会

主　　编　李新华

副 主 编　肖　琳　姜　垣

编写人员　南　奕　邸新博　吕天楚　冯国泽　王聪晓　倪冰莹　何丽娟
杨　焱　杨　杰　熙　子　张静茹　宋丽丽　杨净琪

专 家 组　（按姓氏拼音排序）

高玉莲　中国控制吸烟协会
何　耀　解放军总医院老年医学研究所
李玉青　北京市疾病预防控制中心
廖闻科　中国控制吸烟协会
刘秀荣　北京市疾病预防控制中心
万　霞　中国医学科学院基础医学研究所
王克安　新探健康发展研究中心
王丽敏　中国疾病预防控制中心慢性非传染性疾病预防控制中心
吴宜群　新探健康发展研究中心
许桂华　中国控制吸烟协会
杨功焕　中国医学科学院基础医学研究所

序

世界卫生组织驻华代表处对《2018 中国成人烟草调查报告》(以下简称《报告》)的发布表示祝贺。全球成人烟草调查被认为是烟草监测的全球最佳实践,此次中国成人烟草调查也是按此标准开展的。这是自 2010 年以来的第三次全国性调查,显示了中国对烟草监测工作的重视与承诺。此次的最新调查结果使我们能够了解过去 8 年控烟工作的进展。

最新调查结果显示,烟草使用仍是中国面临的巨大挑战之一。该《报告》显示中国仍有 3.08 亿成人吸烟者,在成年男性中吸烟者比例超过一半。尽管吸烟率下降十分细微(从 2015 年的 27.7% 降至 2018 年的 26.6%),但由于中国人口众多,吸烟者总数出现首次下降。《报告》还发现,政府大楼、工作场所和餐馆等大多数室内公共场所的二手烟暴露率有所下降。

全国吸烟率和二手烟暴露率的下降得益于一系列的控烟举措,以及北京、上海、深圳、西安等中国各地城市通过的全面无烟立法。有研究显示,这些城市在公共卫生方面(吸烟率下降)取得了显著的成绩。但是,单单依靠地方立法是远远不够的。要实现“健康中国 2030”提出的降低吸烟率的目标,中国必须出台国家级的无烟立法。

卷烟价格低廉仍在严重阻碍着烟草使用的减少。自 2015 年以来,有半数吸烟者每包(20 支)卷烟的花费不到 10 元。2015—2018 年,卷烟花费的中位数没有发生变化,但是卷烟花费占人均国内生产总值的比例下降了(从 2.0% 降至 1.5%),随着时间的推移,卷烟变得更加容易负担了。为防止青少年尝试吸烟,应大幅提高烟草税和烟草的零售价格。

2015 年,中国采取了有力的控烟行动,包括 2015 年开始更加严格地限制烟草广告,包括全面禁止针对青少年的烟草制品营销等;同年,财政部宣布提高烟草税,使得卷烟零售价格小幅上升。

展望未来十年,中国的政策制定者应在上述工作的基础上采取更加严格的控烟措施,包括出台国家级 100% 全面无烟立法、通过提高烟草税降低烟草的可负担性、在卷烟包装上印制效果显著的图形健康警示以鼓励更多烟民戒烟和防止下一代尝试吸烟。

中国有机遇也有能力采取上述措施消除吸烟的陋习。作为公共卫生合作伙伴,我们期待着继续与中国政府合作,逆转烟草流行的趋势,助力实现“健康中国 2030”的宏伟愿景。

健康中国是无烟的中国。

高力医生

世界卫生组织驻华代表

2020 年 5 月

前 言

烟草烟雾中含有数百种有毒有害的物质，其中包括至少69种致癌物。吸烟不但损害吸烟者的健康，而且会殃及周边的非吸烟者。在超过50年的时间里，越来越多无可辩驳的科学证据表明使用烟草制品或暴露于二手烟会造成死亡、疾病和残疾。根据世界卫生组织报告，全球前8位死因中有6种与吸烟有关，每年因烟草使用导致的死亡高达700万。

为遏制烟草流行，降低烟草对健康和经济的破坏性影响，世界卫生组织制定了《烟草控制框架公约》（以下简称《公约》）。这是全球第一部公共卫生国际公约，也是进展最迅速和被广泛接受的条约之一。截至目前，已有181个国家签署《公约》。我国是较早签署的国家之一，迄今为止《公约》在我国生效已13年。

当前，我国居民由于慢性非传染性疾病导致的死亡占总死亡人数的87%。烟草控制是慢性非传染性疾病最重要的可预防危险因素。控烟做不好，慢性非传染性疾病控制就做不好，健康中国战略就难以实现。

为了减少烟草危害，有关部门根据各自职责开展了相应的控烟履约工作。2007年，国务院批准成立了“烟草控制框架公约履约工作部际协调领导小组”。2013年12月29日，中共中央办公厅、国务院办公厅联合下发了《关于领导干部带头在公共场所禁烟有关事项的通知》，要求把各级党政机关建成无烟机关，各级党政机关公务活动中严禁吸烟，成为中国控烟史上的“里程碑”事件。一些城市控烟立法和执法实践不断拓展和深入，目前国内（不包括港澳台）已有20多个城市实施了公共场所无烟立法、爱国卫生条例、文明条例等对控烟工作给予了明确规定，其中北京、上海、深圳、西安等十几个城市通过无烟立法，要求室内公共场所全面无烟。2016年发布的《国民经济和社会发展第十三个五年规划纲要》提出大力推进公共场所禁烟。同年发布的《“健康中国2030”规划纲要》提出“全面推进控烟履约，加大控烟力度，运用价格、税收、法律等手段提高控烟成效。深入开展控烟宣传教育。积极推进无烟环境建设，强化公共场所控烟监督执法。推进公共场所禁烟工作，逐步实现室内公共场所全面禁烟。领导干部要带头在公共场所禁烟，把党政机关建成无烟机关。强化戒烟服务。到2030年，15岁以上人群吸烟率降低到20%。”2018年，《深化党和国家机构改革方案》明确新组建的国家卫生健康委员会牵头《烟草控制框架公约》履约工作。

《公约》要求缔约方建立烟草监测体系，以提供国家及全球烟草使用的准确数据，从而估测烟草使用对公共卫生及经济的影响，进一步评估控烟政策的有效性。2010年中国疾病预防控制中心与世界卫生组织、美国疾病预防控制中心合作，采用全球统一的标准，开展了具有国家代表性的成人烟草流行调查

（GATS 中国）。该调查结果对于掌握中国人群的烟草使用情况、客观评估烟草控制活动的有效性，推进出台国家级烟草控制相关政策起到了非常重要的作用。此后，在中央补助地方健康素养促进项目的支持下，中国使用全球可比的调查指标和抽样设计方法陆续开展了青少年烟草流行调查、成人烟草流行调查、重点人群烟草流行调查，中国烟草流行监测体系逐步建立。

按照国家卫生健康委员会的工作部署，在世界卫生组织的支持下，中国疾病预防控制中心按照全球成人烟草调查标准，于 2018 年 7—12 月组织开展了 2018 年中国成人烟草调查。该调查是针对 15 岁及以上非集体居住中国居民的入户调查，调查结果可用于估计全国总体、分城乡和分性别烟草流行状况，同时可以和既往成人烟草调查数据进行纵向比较。该调查结果将为下一阶段的控烟政策的制定提供科学依据，推动“健康中国 2030”的实现。

编者

2020 年 5 月

致　谢

按照国家卫生健康委员会的工作部署，在世界卫生组织的支持下，中国疾病预防控制中心于 2018 年开展了中国成人烟草调查。2018 中国成人烟草调查是全球成人烟草调查（GATS）的一部分，该调查是针对 15 岁及以上非集体居住中国居民的入户调查。调查覆盖全国 31 个省（自治区、直辖市）的 200 个监测县（区），共计 700 余人参与了现场调查工作。

感谢世界卫生组织为本次调查提供的资金支持，感谢美国疾病预防控制中心提供的技术支持。感谢所有曾经为中国调查的开展提供过指导和帮助的国内外专家。

感谢国家卫生健康委员会和中国疾病预防控制中心的领导为此次调查提供强有力的政策保障。

感谢调查参与省和所有监测县（区）的领导和工作人员，为高质量的现场工作的实施付出了巨大的努力。

感谢参与报告编写的所有工作人员，他们其中许多人参与了调查最核心和最完整的过程，他们是本次调查的中坚和骨干。

2018 中国成人烟草调查凝聚了太多人的心血和劳动，在此向所有为该调查作出过努力与工作的人员表示衷心的感谢！

2018 中国成人烟草调查工作组

2020 年 5 月

指标定义

成人:本报告里的成人均指15岁及以上人群。

现在吸烟者:调查时在吸烟的人。

每日吸烟者:调查时每天都吸烟的人。

偶尔吸烟者:调查时偶尔吸烟的人。

现在吸烟率:现在吸烟者在人群中的百分比。

每日吸烟率:每日吸烟者在人群中的百分比。

现在吸卷烟者:调查时每天都吸卷烟的人。

日平均吸烟量:现在吸卷烟者日平均吸卷烟支数。

使用过电子烟:调查时曾经使用过电子烟,包括现在正在使用。

电子烟现在使用率:调查时使用电子烟的人在人群中的百分比。

二手烟暴露者:通常每周至少有1天曾暴露于烟草烟雾的非吸烟者。

二手烟暴露率:二手烟暴露者占不吸烟者的百分比。

场所二手烟暴露:过去30天内在特定场所看到有人吸烟、闻到烟味或看到烟头的情况。

曾经吸烟者(戒烟者):过去曾吸过烟,但调查时已不再吸烟的人。

戒烟率:曾经吸烟者在现在和曾经吸烟者中的百分比。

戒烟比:曾经每日吸烟者而现在戒烟的人占所有曾经每日吸烟者和现在每日吸烟者人群的比例。

复吸率:戒过烟的现在吸烟者在曾经吸烟者和戒过烟的现在吸烟者中的百分比。

戒烟意愿:现在吸烟者中考虑在未来12个月内开始戒烟的人。

尝试戒烟:现在吸烟者在过去12个月内进行过任何戒烟尝试的行为。

目　　录

1 摘　　要

建立有效的监测、监督与评价体系，监测烟草使用状况，获取具有全国代表性的，针对成人烟草使用关键指标的周期性数据至关重要。这是世界卫生组织《烟草控制框架公约》明确赋予各缔约国的职责，也是世界卫生组织大力倡导的最有效的控烟六大策略（MPOWER 系列政策）的重要组成部分。

按照国家卫生健康委员会的工作部署，在世界卫生组织的支持下，中国疾病预防控制中心按照全球成人烟草调查标准，于 2018 年 7—12 月组织开展了 2018 年中国成人烟草调查。调查的目标人群为 15 岁及以上非集体居住中国居民。调查采用入户的面对面调查形式，调查结果可用于估计全国总体、分城乡和分性别烟草流行状况以及各项控烟政策执行情况。问卷内容包括：背景信息、烟草使用、电子烟使用、戒烟、二手烟、烟草价格、控烟宣传、烟草广告、促销和赞助以及人们对烟草使用的知识、态度和认知等。

本次调查采用分层多阶段整群随机抽样设计的方法选择样本。全国共抽取 200 个监测县（区），在保留 2010 年 100 个监测县（区）的基础上，抽取另外 100 个监测县（区）。全国共选出 2.4 万户家庭；从每一个同意参与且符合条件的家庭中再随机抽取一名成人接受调查。调查采用平板电脑进行数据采集，保证了调查结果的快速查对与反馈，并采取了严格的质量控制措施。调查共计完成家庭问卷 19 640 份，家庭应答率为 92.7%；完成个人问卷 19 376 份，个人应答率为 98.7%。调查的总体应答率为 91.5%。

调查的主要结果如下：

吸烟行为：2018 年，15 岁及以上人群现在吸烟率为 26.6%，其中男性（50.5%）高于女性（2.1%），农村（28.9%）高于城市(25.1%)。吸烟者日平均吸烟量为 16.0 支。与既往调查相比，人群吸烟率呈现下降趋势。机制卷烟仍是我国吸烟人群使用的主要烟草产品，占有烟烟草制品的 96.7%。此外，42.4% 的吸烟者报告自己最近一次购买的是低焦油卷烟，33.0% 最近一次购买的是细支卷烟。

戒烟：我国吸烟人群戒烟率为 20.1%，每日吸烟者戒烟比例为 15.6%，与 2015 年相比差异均无统计学意义。16.1% 的现在吸烟者打算在未来 12 个月内戒烟，计划在 1 个月内戒烟的比例仅有 5.6%。过去 12 个月看过医生的吸烟者中，医务人员给予戒烟建议的比例为 46.4%，与 2015 年相比有所下降。

电子烟：48.5% 的人听说过电子烟。5.0% 的人曾经使用过电子烟，2.2% 的人过去 12 个月使用过电子烟，现在使用电子烟的比例为 0.9%。使用电子烟的人群主要以男性和年轻人为主。与 2015 年相比，听说过电子烟、曾经使用过电子烟的比例均有所提高，现在使用电子烟的比例增加近一倍。获得电子烟最主要的途径是互联网。值得注意的是，本次调查发现使用电子烟最主要的原因是为了戒烟，然而目前尚无明确证据表明电子烟可以帮助戒烟。

二手烟暴露：非吸烟者的二手烟暴露率为 68.1%。44.9% 的调查对象报告有人在自己家中吸烟。50.9% 的室内工作者在工作场所看到有人吸烟。二手烟暴露最严重的室内公共场所为：网吧（89.3%）、酒吧和夜总会（87.5%）和餐馆（73.3%）。在咖啡店和茶馆、大学、政府大楼、医疗卫生机构、出租车、中小学和公共交通工具看到有人吸烟的比例依次为 48.4%，33.3%，31.1%，24.4%，23.5%，23.4% 和 12.9%。与 2015 年相比，二手烟暴露情况整体有所改善。公众支持工作场所全面禁烟的比例为 90.9%。超过九成的公众支持在医院（97.1%）、中小学校（96.7%）、出租车（92.9%）和大学（92.7%）全面禁烟。支持在公共交通工具全面禁烟的比例为 96.1%。与 2015 年相比，公众支持室内公共场所、工作场所和公共交通工具全面禁烟的比例进一步上升。

控烟宣传：在过去 30 天内，调查对象看到过控烟信息的比例为 63.0%。88.2% 的吸烟者看到过烟盒包装上的健康警语，仅有 36.3% 的吸烟者表示会因看到烟盒包装上的健康警语而考虑戒烟。相比之下，56.1% 的吸烟者表示看到烟盒包装上的健康警示图片会考虑戒烟，69.6% 的人支持在烟盒包装上印制健康警示图片。

烟草广告、促销和赞助：在过去 30 天内，看到过烟草广告、促销和赞助的比例为 18.1%。10.7% 的人看到过烟草广告。看到过烟草广告的人中，在销售卷烟的商店和互联网看到烟草广告的比例相对较高，分别为 43.3% 和 42.3%。在不同卷烟促销方式中，在过去 30 天内，看到卷烟价格折扣、买卷烟时提供免费礼品或其他产品优惠及按支销售卷烟的比例相对较高，分别为 4.1%、3.3% 和 2.3%。61.1% 的人在电视、录像、视频或者电影中看到过吸烟镜头。

对烟草的知识、态度与认知：86.0% 的人认为吸烟会引起严重疾病，对于吸烟会引起具体疾病的知晓率从高到低依次为肺癌（82.8%）、心脏病（50.8%）、中风（41.4%）和阳痿（26.0%）。71.4% 的人认为二手烟会引起严重疾病，对于二手烟会引起具体疾病的知晓率从高到低依次为儿童肺部疾病（66.7%）、成人肺癌（65.8%）、成人心脏病（39.7%）。与 2015 年相比，人们对于吸烟危害的认知有所增高，对二手烟危害的认知未见明显变化。公众对于低焦油卷烟的危害缺乏正确认知，对“低焦油不等于低危害”的正确认知仅为 18.1%。与 2015 年相比，该比例有所下降。

烟草经济和税收：50% 的现在吸烟者购买 20 支卷烟的花费不超过 9.9 元。与 2015 年相比没有变化。每百盒卷烟的花费中位数占当年人均国内生产总值的比例为 1.5%，与 2015 年相比有所下降。41.8% 的人赞同提高卷烟烟税，其中，72.8% 的人同意将提高的卷烟税收部分用于控烟工作，83.2% 的人同意将提高的卷烟税收部分用于支付医疗保险费用。

结论：与既往数据相比，15 岁及以上人群吸烟率呈现下降趋势，但与实现《“健康中国 2030”规划纲要》的控烟目标仍有较大差距。无烟环境建设成效显现，二手烟暴露有所改善，但依然较为严重。公众支持无烟政策，需要无烟环境。公众对吸烟危害的认知有所提高，但对吸烟和二手烟危害的知识知晓率总体仍处于较低水平。烟盒包装上印制健康警示图片可以大幅提升戒烟意愿。戒烟服务能力与可及性差，难以达到帮助更多吸烟者有效戒烟的效果。电子烟使用率处于较低水平，但与既往调查相比有所上升，需引起关注。吸烟者对卷烟的购买能力增加，卷烟变得越来越“便宜”。互联网和烟草零售点烟草广告的管理需要加强，形式多样的卷烟促销值得关注。接近三分之二的人暴露于影视剧中的吸烟镜头，需要严格管制。

建议：多部门协作，全面落实各项有效控烟措施，确保人群吸烟率和烟草消费稳步下降。严格执行中共中央办公厅、国务院办公厅联合印发的《关于领导干部带头在公共场所禁烟有关事项的通知》（以下简称《两办通知》），推进无烟环境立法工作，实现室内公共场所全面无烟。加强戒烟网络能力建设，将戒烟服务纳入基本医疗卫生服务，提高戒烟服务可及性。进一步提高烟草税收和价格，降低卷烟购买力。进一步加强烟草广告监管，特别是互联网和烟草零售点的烟草广告监管，禁止烟草促销行为，严格管制电影电视剧中的吸烟镜头。在烟盒包装上印制健康警示图片，增强公众对烟草危害的认知，提高戒烟意愿。尽快制定电子烟监管方案，应对控烟可能出现的新问题。建立烟草流行监测系统，定期了解人群吸烟情况及各项控烟政策的执行效果，为制定行之有效的控烟策略提供依据。

2 调查方法

本次调查是一个横断面调查,可以借此估计全国总体、分城乡和分性别烟草流行状况。本章重点关注调查方法,包括调查目的、研究人群、入选标准、抽样设计、调查问卷、数据采集、统计分析以及趋势分析。

2.1 调查目的

本调查旨在通过获得具有全国代表性样本人群中的烟草控制关键指标,了解我国烟草流行现状及控烟政策的执行效果,为制定下一阶段有效的烟草控制措施,确保《"健康中国2030"规划纲要》的控烟目标顺利实现。

2.2 研究人群

调查的目标人群定位为15岁及以上、调查前1个月将该住宅视为主要居住地的中国居民,不含集体居住,如在学生宿舍、养老院、军营、监狱或医院的人。

2.3 入选标准

入选对象为15岁及以上非集体居住的居民。15~17岁的年轻调查对象需征得其家长或监护人的同意方可参加。主要居住地位于军事基地或集体居住区,以及集中居住在医院、监狱、养老院的人不合符入选标准。此外,若现场调查中,调查员发现调查对象不满15岁和/或无行为能力,则该调查对象将被排除。

2.4 抽样设计

本次调查采用分层多阶段随机整群抽样设计。过程中充分考虑了与既往调查纵向比较的要求,客观反映当前烟草使用和烟草控制政策现状的需要。具体抽样过程如下:

首先,按照地理区域(中北部、东北部、中东部、中南部、西南部和西北部)和城乡(区、县),将全国划分为12层。

第一阶段抽样:保留2010年100个监测点的基础上,抽取另外100个监测点。在12个层中,第一阶段的初级抽样单位是县级行政区划,即县或区。每层内选择的初级抽样单位数量与该地区的户籍总数成正比。根据每个县或区的登记户数,采用按容量比例概率抽样法(PPS)选取各层的县和区。2018年新选取的县和区数量均为 50,因此,全国最终样本的初级抽样单位总数为 200。

第二阶段抽样:保留 2010 年成人烟草调查的 100 个监测点对应的第二阶段抽样单位。2018 年新增监测点的第二阶段抽样采用与 2010 年同样的抽样程序。首先,在第一阶段选定的各县区内,采用 PPS 方法选择 2 个村或居委会。因此,全国共选择 400 个村或居委会。如果选定的村或居委会的户籍人数大于 1 000 户少于 2 000 户,则将该村或居委会视为最终的第二阶段抽样单位;如果选定的村或居委会的户籍人数为 2 000 以上,则村或居委会将分为几个片区,每片区大致包含 1 000 户。将采用简单随机抽样方法选择其中的一个片区,选定的片区是最终的第二阶段抽样单位。在每个选定的第二阶段抽样单位,调查员负责绘制详细的地图,并编制完整的住户清单。

第三阶段抽样:使用简单随机抽样方法从每个选定片区 / 村 / 居委会的住户名单中选出 55 户。全国共选出 2.2 万户家庭。由于部分片区存在空户较多的特殊情况,在抽样时给予了一定比例的扩样。最终全国共抽取 24 370 户家庭。

第四阶段抽样:调查员将根据抽样住户名单进行入户调查,按照调查问卷对家庭成员信息进行登记后,平板电脑将自动随机抽取每户家庭的一名受访者。

2.5 调查问卷

2018 年中国成人烟草调查问卷是在全球成人烟草调查核心问卷的基础上,根据我国需要,添加了部分问题形成。随后问卷根据预调查结果进行了修订,最终由世界卫生组织全球成人烟草调查审查委员会批准。问卷内容包括背景信息、烟草使用、电子烟使用、戒烟、二手烟、烟草价格、控烟宣传、烟草广告、促销和赞助以及人们对烟草使用的知识、态度和认知等。

2.6 数据采集

本次调查采用入户形式,由调查员现场使用平板电脑通过面对面询问的方法进行数据采集。调查通过了中国疾病预防控制中心伦理委员会的审查。每个监测点设 2 名调查员和 1 名协调员,由各区(县)疾病预防控制中心 / 健康教育工作人员或社区工作人员组成。各省设一名省级负责人和两名省级督导员,负责对本省监测点的调查工作进行督导及质量控制。中国疾病预防控制中心控烟办公室(以下简称控烟办)负责为本次调查提供技术支持。

为保证现场调查工作质量,本次调查采用一级培训的方式。现场调查开始前,控烟办工作团队共组织了十期监测培训班,对所有现场调查工作人员分批培训。为保证培训质量,所有培训均由同一组培训教师承担,并增设了书面考试和实际操作考核。参与此次调查的所有工作人员均参与了培训并通过考核。

现场调查工作在 2018 年 7—12 月期间进行。督导员与调查员一同入户,核实调查员是否遵守调查指南。所有问题均报告给省级督导员。如果问题不能在省一级解决,则省级督导员将报至控烟办解决。调查员每天将调查数据上传,控烟办每周对数据进行清理核查,并将质控线索反馈各省核实。省级督导员负责对每个监测点进行现场督导,并对 5% 的住户采取复核调查问卷的形式进行复核。

2.7 统计分析

鉴于抽样设计的复杂性,本次数据分析采用复杂抽样加权分析方法。

每个调查对象被赋予一个唯一调查权重,用于计算调查估计值。加权过程包括三个阶段:①基本权重或设计权重,按抽样设计中所有随机选择步骤计算;②根据调查入选的抽样住户和抽样个人未应答问卷的情况进行调整;③按 15 岁及以上人群的城乡属性、性别和年龄组情况,进行事后分层校正调整。

分配给每个调查对象的最终权重数按基本权重、未应答调整和后分层校正调整相乘得出。在所有的分析中均使用最终权重，得出人群参数估计值。本次数据分析使用SAS统计软件来计算人口参数估计数值及其标准误差，所有计算均采用复杂抽样分析程序。

2.8 趋势分析

2010年、2015年和2018年成人烟草调查的数据均具有全国代表性，抽样方法相似，主要指标定义相同，均由中国疾病预防控制中心控烟办公室设计实施，因此具有较好的可比性。在本《报告》中，进行趋势分析时，2018年成人烟草调查数据优先与2015年数据相比较，个别2015年调查中未涉及的指标与2010年数据相比较。

3 样本及人群特点

本章说明所抽取样本和人群特点。人群估计值按国家统计局提供的 2018 年全国人口估计数据，经事后分层调整进行加权估算。城乡划分采用国家统计局标准。

3.1 住户及个人应答率

本次调查共抽取 24 370 个住户。由于抽样过程无法排除空户等原因，共 19 640 个住户完成了调查(详见表 3-1)。本次调查整体住户应答率为 92.7%，其中，城市为 93.1%，农村为 92.3%。在完成调查的 19 640 个住户中，每户随机抽取一人进行个人调查。共 19 376 人完成了个人调查，个人应答率为 98.7%，其中，城市为 98.7%，农村为 98.7%。调查整体应答率为 91.5%，其中，城市为 91.8%，农村为 91.1%。

3.2 样本和人群特点

接受调查的 19 376 人代表中国年满 15 岁及以上的男性和女性共计 1 156 987 000 人。表 3-2 显示了加权样本的人口统计特点。样本中有 9 109 名男性和 10 267 名女性，分别代表目标人口中 50.6% 的男性和 49.4% 的女性。在年龄分布上，25~44 岁年龄组、45~64 岁年龄组以及 65 岁及以上年龄组分别有 5 128 名、8 652 名和 4 666 名调查对象。15~24 岁年龄组样本数量较少，这是因为青少年，尤其是农村地区的青少年在调查期间不在家居住，且此年龄段跨度相对较小。在后分层矫正时对这种不均衡进行了调整。

调查从城市和农村分别选取了 11 023 个和 8 353 个调查对象，代表城市人口和农村人口。城市和农村的人口构成分别为 59.9% 和 40.1%。本次调查对象的文化程度以初中最多(34.0%)，其次为小学(32.6%)。高中为 16.4%，大学及以上为 17.0%。从职业划分看，29.5% 是农民，25.5% 是企业、商业或服务业人员，3.4% 是政府、事业单位人员，教师和医生分别为 2.3% 和 1.6%。

4 吸烟行为

- 中国15岁及以上人群现在吸烟率为26.6%，其中男性(50.5%)高于女性(2.1%)，农村(28.9%)高于城市(25.1%)。
- 现在吸烟者日平均吸烟量为16.0支，其中每日吸烟者日平均吸烟量为17.9支。
- 在每日吸烟者中，开始每日吸烟的平均年龄为21.1岁。
- 最近一次购买卷烟的种类中，低焦油和细支卷烟分别为42.4%和33.0%。

本次调查分析了中国15岁及以上成人的现在吸烟情况，包括每日吸烟情况、日平均吸烟量、每日吸烟者的吸烟量、每日吸烟者的开始吸烟年龄以及特殊类别卷烟使用情况。

4.1 吸烟率

调查结果显示，中国15岁及以上成人现在吸烟率为26.6%，其中男性为50.5%，女性为2.1%。人群的每日吸烟率为23.2%，其中男性为44.4%，女性1.6%。根据国家统计局提供的2018年人口数据计算，中国15岁及以上现在吸烟者为3.08亿(男性2.96亿，女性1 180万)。现在每日吸烟者约有2.69亿(男性2.60亿，女性903万)。详见表4-1。

人群中卷烟使用比例为26.4%，其中男性50.1%，女性2.0%。机制卷烟的使用率为25.7%，其中男性49.0%，女性1.8%。手卷烟使用率为2.5%，其中男性4.4%，女性0.5%。详见表4-3。

不同年龄组人群现在吸烟率差别较大。45~64岁年龄组现在吸烟率最高，达30.2%。男性现在吸烟率各年龄组分布情况和总人群一致，45~64岁年龄组最高，达到57.1%。女性吸烟率随年龄增加而增加，15~24岁年龄组女性人群现在吸烟率仅有0.9%，而65岁及以上女性人群现在吸烟率为4.1%。详见表4-3)。

不同教育水平人群现在吸烟率差异较大，大专及以上教育水平人群现在吸烟率最低，为20.5%。男性现在吸烟率在不同教育水平分布情况和总人群一致，小学及以下教育水平现在吸烟率最高，为57.8%，大专及以上教育水平最低，为38.0%；女性中，小学及以下教育水平现在吸烟率最高，为3.1%，大专及以上教育水平最低，为0.9%。详见表4-3。

不同职业类别人群现在吸烟率差异较大，其中农民和商业最高，均为30.6%，教师最低，为9.8%，其次是医生，为14.2%。详见表4-3。

在总人群中，城市人口的现在吸烟率（25.1%）低于农村人口（28.9%）。男性现在吸烟率同样是城市（47.4%）低于农村（55.1%）。城市及农村女性现在吸烟率差异不大，分别为 2.0% 及 2.1%。东部地区人群现在吸烟率（24.3%）低于中部（27.4%）和西部（28.9%）。详见表 4-3。

4.2 日平均吸烟量

4.2.1 现在吸烟者

吸烟者日平均吸烟量为 16.0 支，其中男性为 16.2 支，女性为 11.3 支。不同年龄组吸烟者日平均吸烟量不同。15~24 岁年龄组最低，为 12.1 支；45~64 岁年龄组最高，为 18.3 支。详见表 4-6。

不同教育水平吸烟者的日平均吸烟量有所差别。教育水平越低，日平均吸烟量越高。小学及以下人群日平均吸烟量高达 17.6 支，大专及以上人群最低，为 13.5 支。不同职业吸烟者的日平均吸烟量有所差别。农民最高，达到 17.5 支。公务员和医生最低，分别为 13.2 支和 13.4 支。详见表 4-6。

城市吸烟者的日平均吸烟量比农村低 1.0 支，分别为 15.6 支和 16.6 支。西部地区吸烟者的日平均吸烟量相比东部和中部低，分别为 14.7 支、16.4 支和 16.9 支。详见表 4-6。

日平均吸烟量在 20 支及以上的吸烟者所占比例为 49.8%。其中男性吸烟者日平均吸烟率在 20 支及以上的比例为 50.6%，女性吸烟者为 28.5%。详见表 4-6。

4.2.2 每日吸烟者

每日吸烟者的日平均吸烟量为 17.9 支，其中男性 18.1 支，女性 14.2 支。15~24 岁年龄组最低，为 14.7 支；45~64 年龄组最高，达到 19.9 支。详见表 4-6a。

在每日吸烟者中，教育水平越高，日平均吸烟量越低。大专及以上教育水平最低，为 16.4 支，小学及以下教育水平最高，为 19.1 支。不同职业类别每日吸烟者的日平均吸烟量有所差别。农民最高，为 19.2 支，公务员和医生最低，均为 15.9 支。详见表 4-6a。

城市每日吸烟者的日平均吸烟量比农村的每日吸烟者低了接近 1 支（分别为 17.6 支和 18.4 支）。西部地区比东部和中部低（分别为 16.7 支、18.3 支和 18.8 支），差异没有统计学意义。详见表 4-6a。

日平均吸烟量在 20 支及以上的每日吸烟者所占比例为 56.4%。其中男性吸烟者日平均吸烟率在 20 支及以上的比例为 57.1%，女性吸烟者为 36.0%。详见表 4-6a。

4.3 开始吸烟年龄

在每日吸烟者中，开始每日吸烟的平均年龄为 21.1 岁。男性（20.9 岁）显著低于女性（26.6 岁）。城市与农村、不同职业类别人群、不同地区每日吸烟者开始每日吸烟的平均年龄均未见明显差异。在每日吸烟者中，18 岁以前开始每日吸烟的比例达 22.2%。详见表 4-7。

由于 20~34 岁年龄组人群的情况可以较为准确地反映年轻人开始每日吸烟年龄的情况，因此我们进一步选择了这一年龄段的每日吸烟者，分析他们开始每日吸烟的年龄分布。结果显示，此类人群开始每日吸烟的平均年龄为 18.9 岁。56.3% 的人在 20 岁以前成为每日吸烟者。详见表 4-7a。

4.4 特定种类卷烟使用情况

此次调查询问了调查对象最近一次购买卷烟的种类。其中购买低焦油卷烟、细支卷烟、薄荷口味卷烟、水果口味卷烟和含中草药的卷烟分别为 42.4%、33.0%、2.8%、1.3% 和 0.8%。详见表 4-8。

使用低焦油卷烟和使用细支卷烟的人群特征类似。女性高（分别为 46.8% 和 38.9%），男性低（分别为 42.3% 和 32.8%），差异无统计学意义；25~44 岁年龄组最高（分别为 49.0% 和 39.2%），15~24 岁年龄组其次（42.3% 和 36.4%），差异均无统计学意义；这个比例在大专及以上教育水平最高（分别为 67.0% 和

51.7%)，均高于其他教育水平人群。医生(分别为 73.0% 和 52.8%)高于其他职业人群。城市(分别为 46.9% 和 36.6%)高，农村(分别为 35.6% 和 27.9%)，差异无统计学意义。详见表 4-9。

4.5 烟草流行趋势分析

2010 年、2015 年和 2018 年调查数据显示，中国 15 岁及以上人群现在吸烟率呈现下降趋势，但吸烟率差异无统计学意义。详见图 4-1、图 4-2。

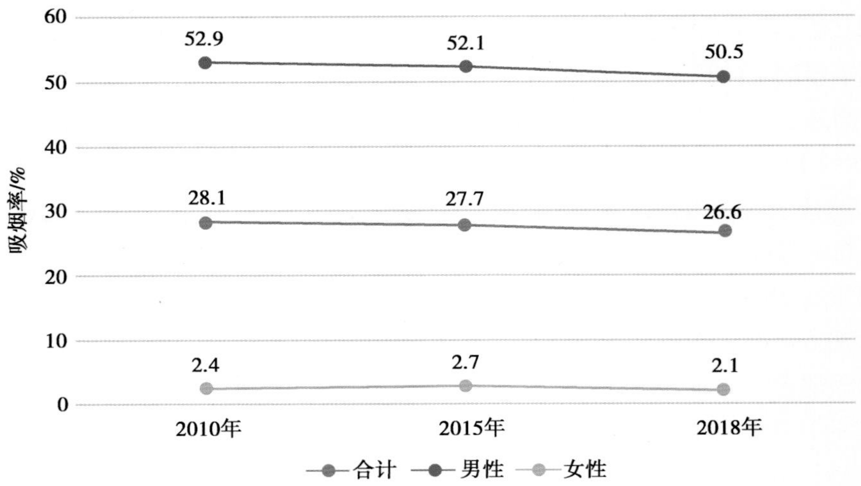

图 4-1 不同性别 15 岁及以上人群现在吸烟率(2010 年、2015 年和 2018 年)

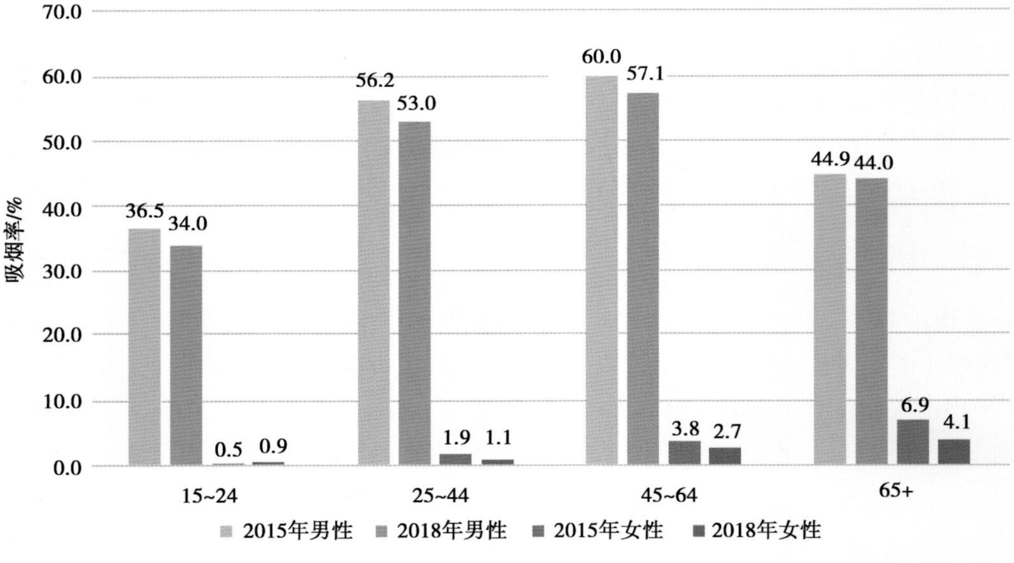

图 4-2 不同性别、不同年龄组 15 岁及以上人群现在吸烟率(2015 年和 2018 年)

2015—2018 年，现在吸烟者的日平均吸烟量从 15.2 支增加到 16.0 支，男性从 15.5 支增加到 16.2 支，女性从 10.2 支增加到 11.3 支，但差异均无统计学意义。详见图 4-3。

由于 2015 年调查问卷没有询问开始每日吸烟年龄，故此部分数据仅与 2010 年数据进行比较。数据显示，人群开始每日吸烟的年龄未见明显变化(2010 年为 21.4 岁，2018 年为 21.1 岁)。

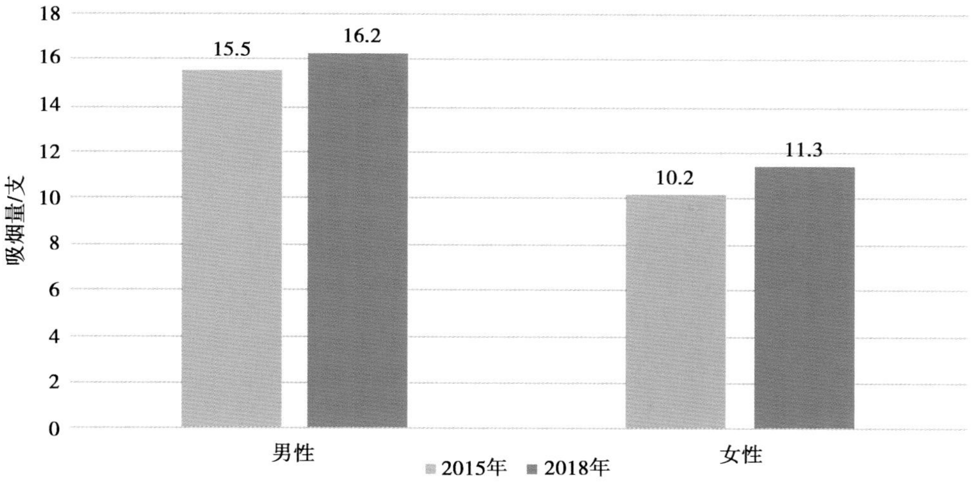

图 4-3 不同性别现在吸烟者每日吸烟量(2015 年和 2018 年)

5 戒烟

- 中国15岁及以上人群戒烟率为20.1%，戒烟比为15.6%。
- 16.1%的现在吸烟者打算在未来12个月内戒烟，5.6%打算在未来1个月内戒烟。
- 在过去12个月吸烟的人中，19.8%尝试过戒烟。
- 在过去12个月内看过医生的现在吸烟者中，得到医务人员戒烟建议的比例为46.4%。

本章描述了中国成人的戒烟状况，使用的指标包括：戒烟率、戒烟比、醒后吸第一支烟的时间、戒烟意愿、戒烟尝试、戒烟原因与方法、复吸率、以及医务人员给予戒烟建议的情况。

5.1 戒烟率与戒烟比

本次调查显示，我国15岁及以上人群戒烟率为20.1%。其中男性（19.6%）低于女性（30.2%）。城市（20.0%）与农村（20.3%）无明显差异。年龄越高，戒烟率越高。15~24岁年龄组人群中，戒烟率仅有8.1%；65岁及以上吸烟人群，戒烟率高达38.7%。不同职业人群中，教师的戒烟率最高，为33.5%。东、中、西部分别为21.8%、21.5%和16.7%，差异没有统计学意义。详见表5-1。

考虑到每日吸烟者成瘾性更高，戒烟较偶尔吸烟者更难，因此调查计算了所有曾经和现在每日吸烟者中已戒烟者的比例，即戒烟比。调查结果显示，15岁及以上人群戒烟比为15.6%，其中男性(15.3%)低，女性（23.0%）高，差异无统计学意义。城市（15.2%）与农村（16.2%）无明显差异。年龄越高，戒烟比越高。15~24岁年龄组为1.3%；65岁及以上年龄组为34.5%。不同职业人群中，教师戒烟比最高，为33.0%。西部（12.1%）低于东部（17.7%），中部（16.7%）与东部相近。详见表5-1。

5.2 醒后吸第一支烟的时间

53.3%的每日吸烟者醒后30分钟内吸第一支烟。每日吸烟者醒后5分钟内吸第一支烟的比例为24.7%，其中65岁及以上年龄组最高，达到31.2%；农村（28.4%）高于城市（21.7%）。详见表5-2。

5.3 戒烟意愿

16.2%的现在吸烟者打算在未来12个月内戒烟，5.6%打算在1个月内戒烟。

打算在12个月内戒烟的现在吸烟者中，女性(17.6%)高于男性(16.0%)；农村(18.7%)高于城市(14.2%)。

不同职业者中，医生打算在未来12个月内戒烟的比例最高，为29.9%。西部、中部和东部分别为18.4%、15.4%和14.7%。详见表5-3。

打算在1个月内戒烟的现在吸烟者中，女性(8.5%)高于男性(5.4%)，农村(7.6%)高于城市(4.0%)。不同职业人群中，医生打算在1个月内戒烟的比例最高，达到11.8%。西部、中部和东部分别为6.8%、5.4%和4.6%。详见表5-3。

5.4 尝试戒烟

在过去12个月吸烟的人中，19.8%尝试过戒烟。女性(23.5%)高于男性(19.6%)。城市和农村无明显差异(均为19.8%)。年龄越高，尝试戒烟率越低。65岁及以上年龄组最低，仅为16.4%。教育水平越低，尝试戒烟率越低。小学及以下教育水平最低，为16.2%。教师在过去12个月内的尝试戒烟比例最高，为36.3%。西部地区(22.5%)高于东部(18.5%)和中部(18.2%)，但差异无统计学意义。详见表5-4。

在过去12个月内尝试过戒烟的现在吸烟者中，最后一次尝试戒烟时长小于1周的比例为26.4%，1~2周为11.5%，2~4周为22.9%，超过1个月为39.2%。详见表5-8。

在曾经吸烟者中，戒烟超过两年以上的人占绝大多数，为80.4%。女性(84.4%)高于男性(80.1%)。城乡之间、不同地区之间无明显差异。详见表5-5。

5.5 戒烟原因与方法

在过去12个月内戒过烟的人(包括戒烟者和复吸者)中，超过半数的人戒烟的主要原因与自身健康有关。数据显示，尝试戒烟原因前三位分别是担心继续吸烟影响今后健康(38.7%)、已经患病(26.6%)和家人反对吸烟(14.9%)。因为经济负担、医务人员建议和无烟政策限制而戒烟的比例相对较低，分别为8.0%、3.8%和0.9%。其中，因为得病戒烟的比例在高年龄组以及农村相对突出，65岁及以上年龄组为44.2%；农村(29.5%)高，城市(24.3%)低，但差异均无统计学意义。详见表5-6。

在过去12个月内尝试过戒烟的人群中，戒烟时未使用任何方法的比例占90.1%。使用药物及咨询戒烟的比例均很低，分别为4.6%和3.2%。另外本次调查发现，14.9%的人使用电子烟戒烟。其中，15~24岁年龄组、大专及以上教育水平和政府/事业单位人员使用电子烟戒烟的比例相对较高，分别为32.3%、30.5%和46.7%。详见表5-7。

5.6 复吸率

调查显示，在尝试过戒烟的人群中，复吸的比例为66.0%，男性(66.6%)高于女性(55.8%)。15~24岁年龄组最高，为82.6%。65岁及以上年龄组最低，为42.0%。不同教育水平、城乡、以及不同地区人群的复吸率略有不同，但差异均无统计学意义。详见表5-1。

5.7 医务人员的戒烟建议

在过去12个月有35.6%的吸烟者看过医生。58.3%的人被医务人员询问过是否吸烟，其中46.4%的吸烟者得到医务人员的戒烟建议。城乡、不同地区之间无明显差异。65岁及以上年龄组最高，为59.8%，15~24岁年龄组最低，为24.3%。详见表5-4。

5.8 与既往数据相比较

2015—2018年，我国吸烟人群戒烟率有所增加，从18.7%上升到20.1%；每日吸烟者戒烟的比例从14.4%上升到15.6%，但差异均无统计学意义。详见图5-1。

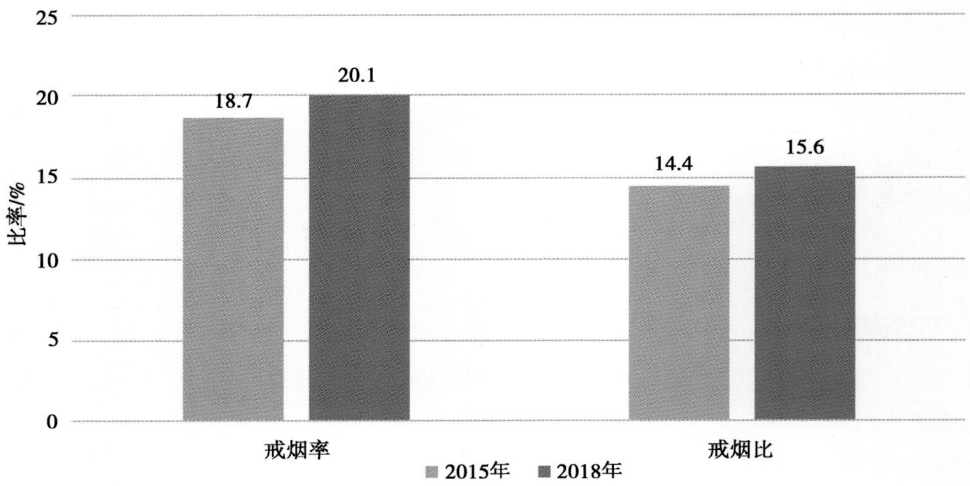

图 5-1　15 岁及以上人群的戒烟率和戒烟比(2015 年和 2018 年)

6 电子烟

- 48.5% 的成人听说过电子烟。
- 5.0% 的成人曾经使用过电子烟,2.2% 的成人过去 12 个月使用过电子烟,现在使用电子烟的比例仅为 0.9%。
- 获得电子烟的最主要的途径是互联网,占比 45.4%。
- 虽然目前尚无证据证明电子烟有戒烟效果,但使用电子烟最主要的原因是戒烟(46.2%)。

本章描述了调查对象听说和使用电子烟状况,包括听说过的电子烟的比例、听说电子烟的渠道、现在和曾经使用电子烟的比例、获得电子烟的途径以及使用原因。

6.1 听说过电子烟的比例

48.5% 的成人听说过电子烟。现在吸烟者中听说过电子烟的比例(62.3%)高于非吸烟者(43.6%);男性(59.1%)高于女性(37.7%);城市(56.3%)高于农村(37.0%);教育水平越高,听说过电子烟的比例越高,大专及以上教育水平的比例最高,为 77.0%; 年轻人听说过电子烟的比例明显较高,15~24 岁年龄组听说过的比例高达 69.9%,65 岁及以上年龄组为 16.9%;不同职业人群听说过的比例有所不同,农民最低,为 27.1%,政府工作人员最高,为 74.2%;不同地区听说过的比例略有不同,从高到低依次为东部(50.2%)、中部(48.5%)和西部(46.3%)。详见表 6-1。

从听说电子烟的渠道看,经朋友知晓的比例最高(63.9%),其次是互联网(44.8%)和电视(42.7%),通过商店、报纸杂志和广播知晓的比例相对较低,分别为 18.6%,12.4% 和 7.4%。详见表 6-1。

6.2 使用电子烟的比例

5.0% 的成人曾经使用过电子烟,2.2% 的成人过去 12 个月使用过电子烟,现在使用电子烟的比例仅为 0.9%。我国 15 岁及以上人群使用电子烟的人数为 1 035 万。

使用电子烟的比例男性高于女性。男性曾经使用、过去 12 个月使用以及现在使用电子烟的比例分别为 9.3%、4.1% 和 1.6%,女性分别为 0.5%、0.2% 和 0.1%。

年轻人使用电子烟的比例相对较高。15~24 岁年龄组和 25~44 岁年龄组曾经使用电子烟的比例分别为 7.6% 和 6.2%,过去 12 个月使用率分别为 4.4% 和 2.9%,现在使用率为 1.5% 和 1.2%。

教育水平越高，使用电子烟的比例越高。大专及以上教育水平曾经使用电子烟、过去 12 个月使用过电子烟和现在使用电子烟的比例分别为 7.2%、4.0% 和 2.2%。

城市人群使用电子烟的比例略高于农村。5.3% 的城市居民和 4.4% 的农村居民曾经使用过电子烟。城市和农村过去 12 个月使用过电子烟的比例分别为 2.5% 和 1.6%，现在使用率分别为 1.1% 和 0.5%。

不同地区人群使用电子烟的比例略有不同。西部相对较高，曾经使用电子烟、过去 12 个月使用电子烟以及现在使用电子烟的比例分别为 5.8%、2.9% 和 1.2%；东部相对较低，分别为 4.4%、1.9% 和 0.9%。详见表 6-2。

6.3 电子烟的获得途径

获得电子烟最主要的途径是互联网（45.4%），其次是从别人处获得（35.0%）。在商店和药店购买的比例分别为 14.4% 和 1.1%。

不同年龄组人群获得电子烟的主要途径有所不同，45 岁以下年龄组最主要的途径是通过互联网购买，而 45 岁及以上年龄组获得的最主要途径是从别人处获得。此外，城市居民主要从互联网购买电子烟（50.3%），而农村居民主要从别人处获得（48.9%）。中部地区从商店购买电子烟的比例（22.9%）最高，其次是东部（12.6%）和西部（11.4%）。详见表 6-3。

6.4 使用电子烟的原因

使用电子烟最主要的原因是为了戒烟（46.2%）。其次是认为危害小、时尚、周围人在使用，所占比例分别为 13.2%、11.6% 和 11.0%。因为喜欢某些口味和无烟政策而使用电子烟的比例相对较低，仅为 6.9% 和 2.0%。

值得注意的是，15~24 岁年龄组人群使用电子烟的最主要原因第一位是时尚（27.9%），其次是戒烟（21.7%）。详见表 6-4。

6.5 与既往数据比较

虽然我国人群使用电子烟的比例仍处于较低水平，但与 2015 年相比，听说过电子烟的比例、曾经使用过电子烟的比例和现在使用电子烟的比例均有所提高。详见图 6-1。

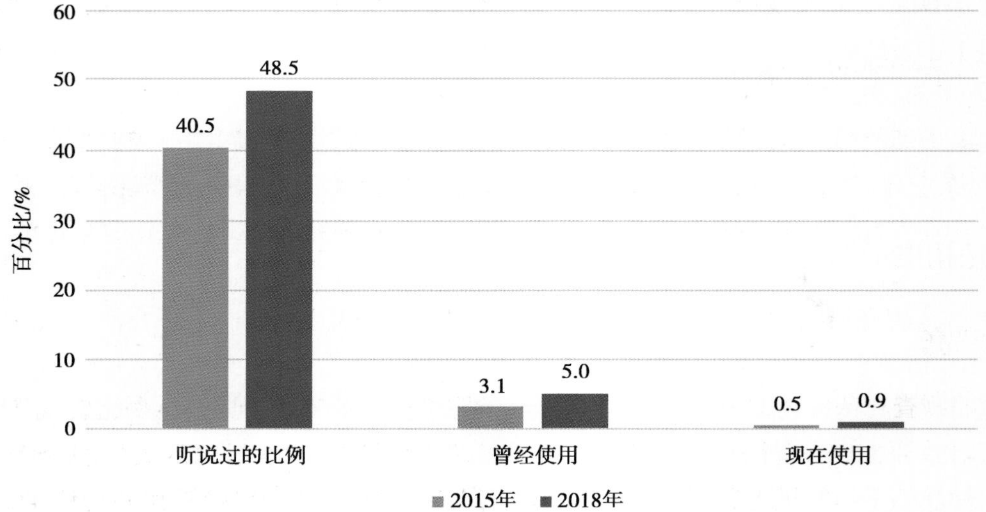

图 6-1 15 岁及以上人群电子烟知晓和使用情况（2015 年和 2018 年）

7 二手烟暴露

- 非吸烟者的二手烟暴露率为 68.1%。
- 在家中看到有人吸烟的比例为 44.9%。50.9% 的室内工作者在工作场所看到有人吸烟。
- 二手烟暴露最严重的室内公共场所为：网吧(89.3%)、酒吧和夜总会(87.5%)和餐馆(73.3%)。
- 在咖啡店和茶馆、大学、政府大楼、医疗卫生机构、出租车、中小学和公共交通工具看到有人吸烟的比例依次为 48.4%、33.3%、31.1%、24.4%、23.5%、23.4% 和 12.9%。
- 超过九成的公众支持在工作场所(90.9%)、医院(97.1%)、中小学校(96.7%)、出租车(92.9%)、大学(92.7%)以及公共交通工具(96.1%)全面禁烟。

本章描述了二手烟暴露情况和场所二手烟暴露情况。其中二手烟暴露是指非吸烟者每周至少有 1 天曾暴露于烟草烟雾。二手烟暴露率是指二手烟暴露者占不吸烟者的百分比。场所二手烟暴露是指在室内公共场所、工作场所、公共交通工具和家中看到有人吸烟的情况（过去 30 天内在特定场所看到有人吸烟、闻到烟味或看到烟头的情况，包括吸烟者和非吸烟者）。调查涉及的场所包括家庭，工作场所、政府大楼、医疗机构、餐馆、酒吧 /KTV 等娱乐场所、网吧、大学、中小学校（包括室内和室外）、出租车、公共交通工具。本章还涉及人群对室内公共场所和工作场所禁烟的支持态度。

7.1 二手烟暴露率

非吸烟者的二手烟暴露率为 68.1%。其中几乎每天都暴露于二手烟的比例为 35.5%。

各年龄段中，25~44 岁年龄组最高，为 74.0%；城市和农村的二手烟暴露率接近，分别为 68.4% 和 67.7%；不同职业人群中，企业、商业、服务业人员最高，达到 78.3%；东、中、西部的二手烟暴露比例分别为 64.7%、69.1% 和 72.3%。详见表 7-1。

7.2 家庭

44.9% 的调查对象报告有人在自己家中吸烟，男性(51.7%)高于女性(37.9%)。农村(51.5%)高，城市(40.4%)低，无明显差异。不同教育水平者中，家中有人吸烟的比例有所不同。大专及以上的比例最低(28.9%)，小学及以下、初中和高中的比例相对较高，分别为 49.2%、49.4% 和 43.1%。不同职业人群中，农民的比例显著高于其他职业，达到54.7%。东、中、西部的比例分别为40.3%、45.3%和50.7%。详见表7-2、表7-3。

7.3 室内工作场所

50.9% 的室内工作者在工作场所看到有人吸烟，男性(60.5%)高于女性(39.6%)。农村(56.0%)略高于城市(49.2%)，但差别无统计学意义。大专及以上(43.9%)明显低于小学及以下(58.3%)、初中(59.7%)及高中教育水平者(56.3%)。另外，不同职业人群中，农民最高(65.9%)，其次为企业、商业、服务员人员(52.0%)，教师最低(20.3%)。东、中、西部分别为 45.6%、54.3% 和 57.3%。详见表 7-4、表 7-5。

46.3% 的室内工作者报告自己所在的工作场所有全面禁烟规定，27.7% 的报告有部分禁烟规定，而 26.0% 的报告没有相关规定。其中，报告自己所在室内工作场所全面禁烟的比例女性(56.7%)高于男性(38.7%)，城市(49.1%)高于农村(38.5%)。大专及以上最高，为 56.9%；小学及以下、初中和高中分别为 34.1%、34.6% 和 44.5%。不同职业人群中，教师和医生较高，分别为 78.4% 和 76.8%；农民最低，仅为 17.4%。东、中、西部分别为 52.6%、42.3% 和 39.3%。详见表 7-6。

7.4 室内公共场所和公共交通工具

在网吧中看到有人吸烟的比例最高(89.3%)，其次为酒吧和夜总会(87.5%)。在餐馆中看到有人吸烟的比例也相对较高，为 73.3%。在咖啡店和茶馆、大学、政府大楼、医疗卫生机构、出租车、中小学和公共交通工具看到有人吸烟的比例相对较低，依次为 48.4%、33.3%、31.1%、24.4%、23.5%、23.4% 和 12.9%。详见表 7-7。

7.5 支持禁烟情况

关于公众对室内场所禁烟的支持情况，支持工作场所全面禁烟的比例为 90.9%，其中吸烟者支持的比例(85.5%)略低于非吸烟者(92.9%)。

支持各种公共场所禁烟的比例略有不同。其中超过九成的公众支持在医院(97.1%)、中小学校(96.7%)、出租车(92.9%)和大学(92.7%)全面禁烟。支持在餐馆全面禁烟的比例为 79.9%，酒吧和夜总会相对较低，为 59.9%。虽然支持各类公共场所全面禁烟的吸烟者比例略低于非吸烟者，但也均处于较高水平。详见表 7-8。

此外，吸烟者和非吸烟者支持在公共交通工具全面禁烟的比例均为 96.1%。

7.6 与既往数据相比较

总体上，我国的二手烟暴露情况有所改善。非吸烟者的二手烟暴露率从 2010 年的 72.4% 下降到 68.1%。

2018 年室内工作场所、公共交通工具和家庭二手烟暴露情况均较 2015 年有了明显的改善。调查数据显示，过去 30 天内，在室内工作场所看到有人吸烟的比例从 54.3% 下降至 50.9%；公共交通工具从 16.4% 下降至 12.9%；在家中从 57.1% 下降至 44.9%(图 7-1)。

此外，在许多室内公共场所看到有人吸烟的比例均有不同程度的下降，如政府大楼从 2015 年的 38.1% 下降至 31.1%，医疗卫生机构从 26.9% 下降至 24.4%，餐馆从 2015 年的 76.3% 下降至 73.3%，酒吧和夜总会从 93.1% 下降至 87.5%。然而值得注意的是，中小学校和大学的比例相比 2015 年有所回升，为 23.4% 和 33.3%，分别上升了 6.2 个和 9.5 个百分点(图 7-2)。

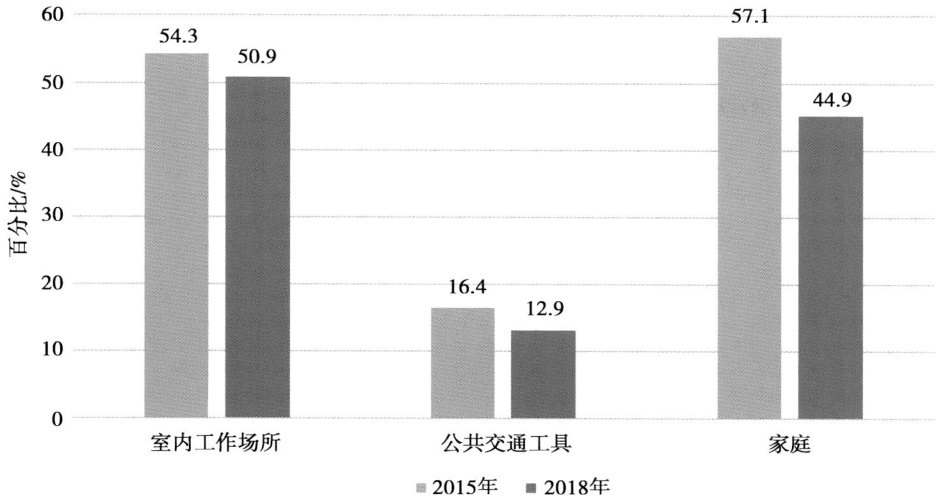

图 7-1 室内工作场所、公共交通工具和家庭二手烟暴露情况(2015 年和 2018 年)

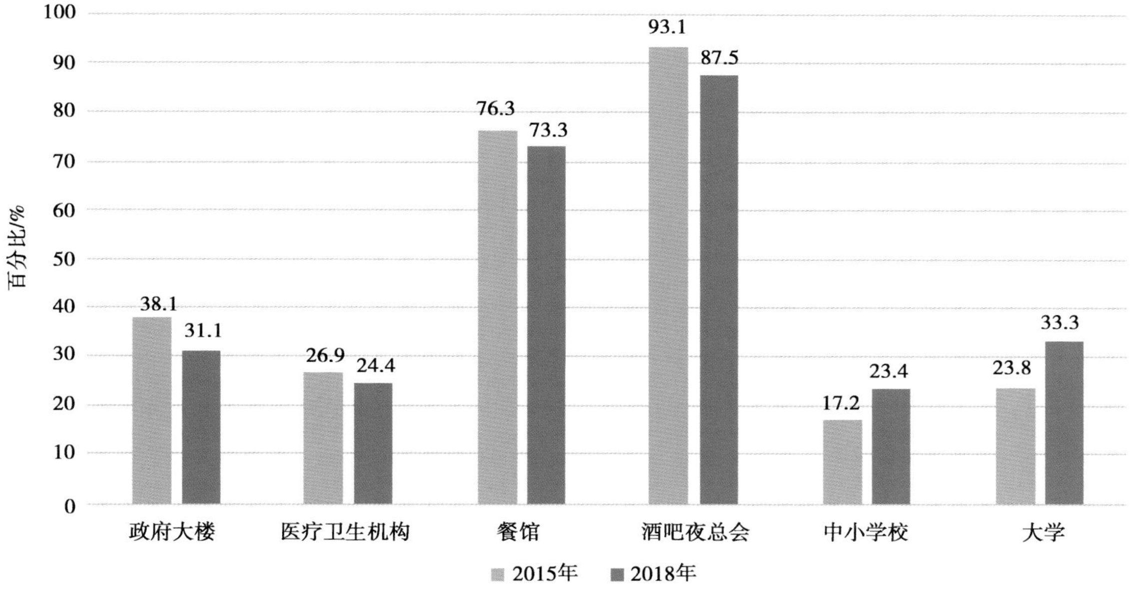

图 7-2 室内公共场所二手烟暴露情况(2015 年和 2018 年)

8 控烟宣传

- 调查对象过去 30 天内在各种媒体或公共场所看到控烟信息的比例为 63.0%。
- 36.3% 的吸烟者表示会因为烟盒包装上的健康警语而考虑戒烟。
- 56.1% 的吸烟者表示看到调查中出示的健康警示图片会考虑戒烟。

本章描述了调查对象在过去 30 天接触到的控烟宣传信息的情况，包括在报纸 / 杂志、电视、广播等各种媒介或公共场所接触到的关于吸烟危害或者鼓励人们戒烟的信息，是否看到过卷烟包装上的健康警示，以及对在卷烟包装上印制健康警示图片的态度。

8.1 控烟信息宣传

在过去 30 天内，63.0% 的调查对象看到了吸烟危害或鼓励戒烟的信息，城市(69.7%)高于农村(53.1%)，15~24 岁组(75.8%)高于 25 岁及以上组(60.9%)，男性(65.9%)高于女性(60.1%)，现在吸烟者与非吸烟者之间无统计学差别。详见表 8-1。

看到此类信息的五种主要途径依次为：电视(40.6%)、宣传栏(34.4%)、广告牌(32.2%)、互联网(28.4%)、海报或者宣传印刷品(20.1%)。但是 53.2% 的年轻人(15~24 岁)是通过互联网看到此类信息的。详见表 8-1。

8.2 现行烟盒健康警语

在过去 30 天内，88.2% 的吸烟者看到过烟盒包装上的健康警语，其中 36.3% 表示会因为看到烟盒包装上的健康警语而考虑戒烟。另外，非吸烟者看到过烟盒包装上的健康警语的比例为 53.4%。详见表 8-2。

8.3 烟盒健康警示图片

本调查中，电子调查设备会随机出示下面五张健康警示图片，56.1% 的吸烟者表示看到此类健康警示图片会考虑戒烟。农村(61.4%)高，城市(52.9%)低。15~24 岁、25~44 岁、45~64 岁和 65 岁及以上年龄组人群看到健康警示图片会考虑戒烟的比例分别为 59.3%、60.1%、54.8% 和 45.1%。详见表 8-3。

不同图片对吸烟者考虑戒烟的警示效果不同，其中看到图 8-2 的吸烟者表示会考虑戒烟的比例最高(61.9%)。此外，看到图 8-1、图 8-5、图 8-3 和图 8-4 表示会考虑戒烟的吸烟者比例依次为 58.2%、55.8%、54.9% 和 49.3%。详见表 8-3。

69.6% 的人支持在烟盒包装上印制此类健康警示图片，即使在吸烟者中支持率也达到 65.2%。人们对烟盒包装上印制不同健康警示图片的支持率不同，图 8-1 的支持率最高，为 78.2%，图 8-2~ 图 8-5 的支持率依次为 69.4%、67.2%、64.5% 和 67.8%。详见表 8-4。

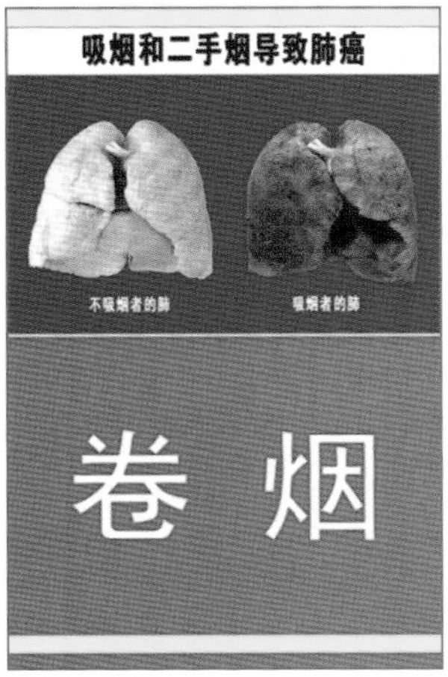

图 8-1

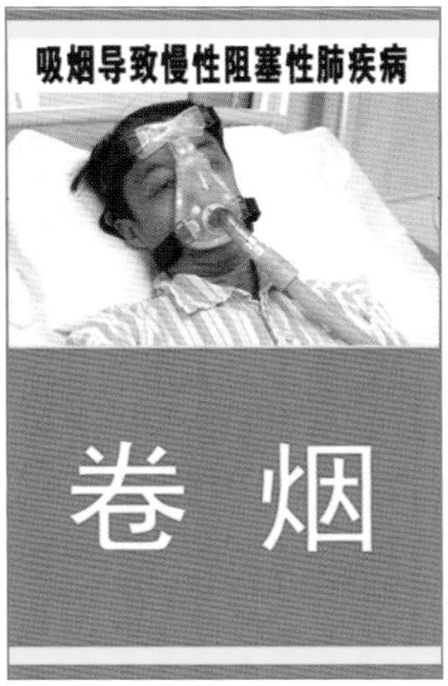

图 8-2

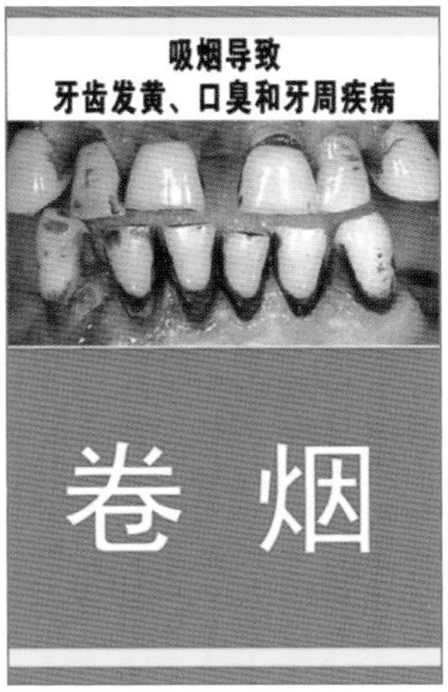

图 8-3

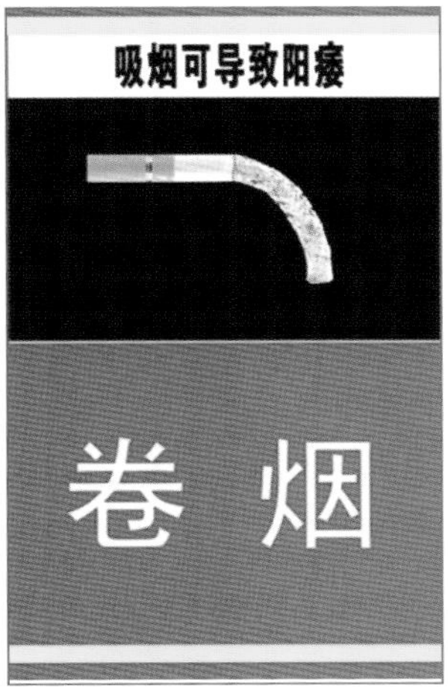

图 8-4

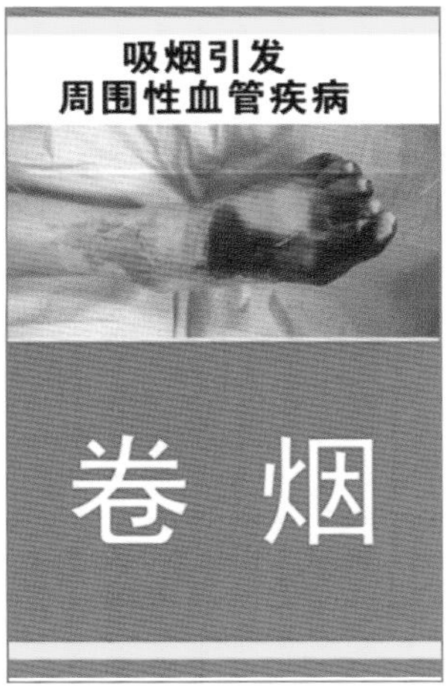

图 8-5

8.4 与既往数据相比较

由于 2015 年调查问卷只询问了在报纸 / 杂志、电视上是否看到过控烟信息，且未设置关于烟盒包装健康警示的题目，故此部分数据仅与 2010 年进行对比。

与 2010 年相比，人群看到吸烟危害和鼓励戒烟的比例有所增高。调查对象在各种媒体或公共场所看到控烟信息的比例从 59.8% 增长到 63.0%，但差异无统计学意义。看到控烟信息的途径发生了重要变化，从广告牌和互联网看到控烟信息的比例显著提高（图 8-6）。其中互联网对 15~24 岁的年轻人的影响尤甚，这一人群通过互联网获得此类信息的比例由 2010 年的 16.5% 增长到 53.2%。

从 2010 年到 2018 年，在过去 30 天内吸烟者看到烟盒包装上的健康警语未见明显变化（2010 年为 86.7%，2018 年为 88.2%）；吸烟者看到烟盒包装上的健康警语而考虑戒烟的比例未见明显变化（2010 年为 36.4%，2018 年为 36.3%）。

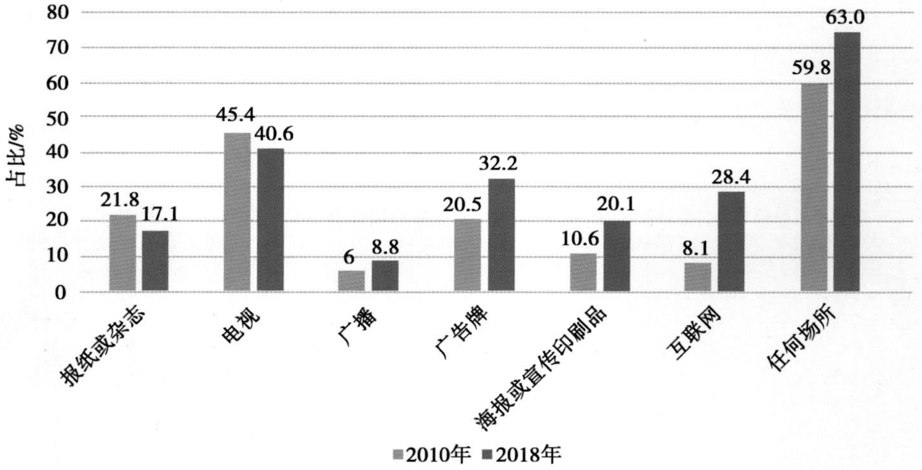

图 8-6 15 岁及以上人群看到控烟信息的人所占比例(2010 年和 2018 年)

9 烟草广告、促销和赞助

- 在过去 30 天内，18.1% 的人群看到过烟草广告、促销或赞助，其中 15~24 岁年龄组最高，达到 28.5%。
- 在过去 30 天内，10.7% 的人看到过烟草广告。
- 在看到过烟草广告的人中，在销售卷烟的商店和互联网看到烟草广告的比例相对较高，分别为 43.3% 和 42.3%。
- 在过去 30 天内，61.1% 的人群在电视、录像、视频或者电影中看到吸烟镜头。

本章描述了调查对象过去 30 天接触到的烟草广告、促销和赞助情况，包括是否在销售卷烟的商店、电视、广播等地方看到过推销卷烟的广告或标志；是否看到过与卷烟品牌或卷烟企业相关的体育活动或赛事；是否在社区里看到过与卷烟品牌或卷烟企业有关的宣传或现场活动；是否看到过免费卷烟样品、卷烟价格折扣、卷烟优惠券等类型的卷烟促销活动；是否在电视、录像、视频或者电影中看到吸烟镜头等问题。

9.1 看到烟草广告、促销和赞助的比例

在过去 30 天内，看到过烟草广告、促销或赞助的比例为 18.1%，其中 15~24 岁年龄组高达 28.5%。该比例城市（19.1%）略高于农村（16.8%），但差别无统计学意义。详见表 9-1。

9.2 看到烟草广告的比例

在过去 30 天内，10.7% 的人看到过烟草广告，男性（12.8%）高于女性（8.6%）。城市（11.8%）和农村（9.2%）无显著差异。15~24 岁年龄组人群看到烟草广告的比例（19.4%）显著高于 25 岁及以上年龄组（9.3%）。详见表 9-1。

在看到过烟草广告的人中，在销售卷烟的商店和互联网看到烟草广告的比例相对较高，分别为 43.3% 和 42.3%。15~24 岁年龄组该比例分别为 46.6% 和 49.1%。此外，在电视、公共场所墙体广告、广告牌、公共交通工具或站台、海报或宣传印刷品、报纸或杂志、广播和电影院看到烟草广告的比例分别为 28.6%、22.0%、20.9%、20.0%、15.0%、14.9%、12.5% 和 9.9%。详见表 9-2。

9.3 看到烟草促销和赞助的比例

在不同卷烟促销方式中，在过去 30 天内，看到卷烟价格折扣、买卷烟时提供免费礼品或其他产品优惠、以及按支销售卷烟的比例相对较高，分别为 4.1%、3.3% 和 2.3%。其中 15~24 岁年龄组，看到按支销售的比例最高，为 6.3%。其次为卷烟价格折扣，比例为 5.0%。详见表 9-1。

此外，在过去 30 天内，0.7% 的人看到过与卷烟品牌或卷烟企业有关的体育活动或赛事，0.6% 的人在社区里看到过与卷烟品牌或卷烟企业有关的宣传或现场活动。详见表 9-1。

9.4 吸烟镜头

在过去 30 天内，61.1% 的人在电视、录像、视频或者电影中看到吸烟镜头，男性(65.9%)高于女性(56.2%)。城市(65.9%)高于农村(53.8%)。15~24 岁年龄组为 68.3%，65 岁及以上年龄组为 46.3%。详见表 9-3。

9.5 与既往数据相比较

由于 2015 年调查指标的限制，本次调查与 2010 年调查结果进行了比较。发现，人们在媒体或者公共场所看到烟草广告、促销和赞助的比例由 19.6% 下降到 18.1%，没有显著变化(图 9-1)。

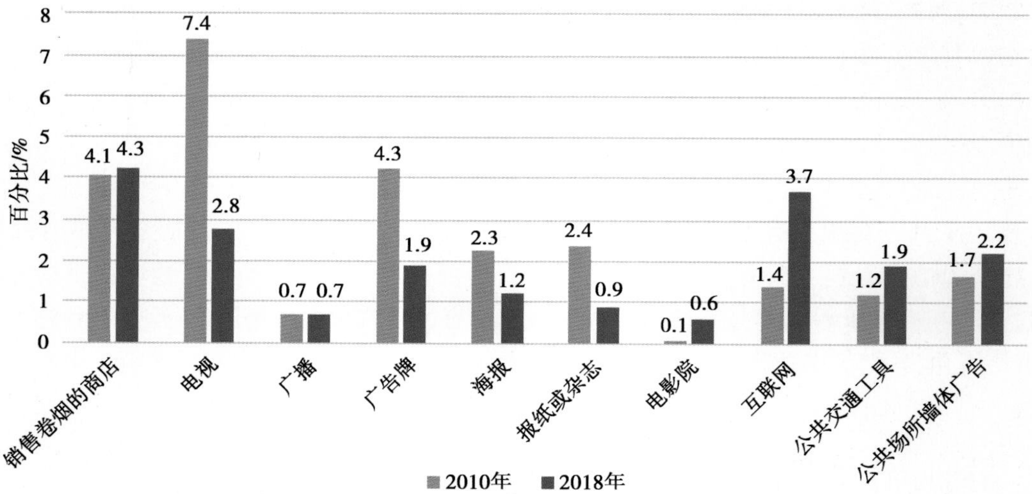

图 9-1 15 岁及以上人群在不同场所看到烟草广告的比例(2010 年和 2018 年)

10 对烟草的知识、态度和认知

- 公众对吸烟会引起具体疾病的知晓率从高到低依次为肺癌(82.8%)、心脏病(50.8%)、中风(41.4%)和阳痿(26.0%)。
- 公众对二手烟会引起具体疾病的知晓率从高到低依次为儿童肺部疾病(66.7%)、成人肺癌(65.8%)、成人心脏病(39.7%)。
- 公众对低焦油卷烟的正确认知比例仅为 18.1%。

本章描述了人们对烟草危害的认知,包括吸烟危害、二手烟危害以及低焦油卷烟的危害。其中对吸烟危害的认知询问的是吸烟是否会引起中风、心脏病、肺癌和阳痿;对二手烟危害的认知使用的问题是二手烟是否会导致成人肺癌、成人心脏病和儿童肺部疾病。

10.1 对吸烟危害的认知

86.0% 的人认为吸烟会引起严重疾病,对于吸烟会引起具体疾病的知晓率从高到低依次为肺癌(82.8%)、心脏病(50.8%)、中风(41.4%)和阳痿(26.0%)。同时知晓吸烟会引起中风、心脏病和肺癌三种疾病的比例为 36.4%;同时知晓吸烟会引起以上四种疾病的比例仅为 20.1%。详见表 10-1。

对于吸烟会引起具体疾病的知晓率,非吸烟者知晓吸烟引起中风、心脏病和肺癌的比例均显著高于吸烟者。城市人群对于吸烟会引起中风、心脏病、肺癌和阳痿的比例均显著高于农村人群。教育水平越高,知晓吸烟会引起具体疾病的比例越高。大专及以上教育水平的人群对吸烟同时引起四种疾病的知晓率为 35.8%,小学及以下仅为 11.1%。详见表 10-1。

不同职业人群中,医生对于吸烟引起具体疾病的知晓率远高于其他职业人群,但对于吸烟会引起阳痿的知晓率也仅为 66.3%,而同时知晓吸烟会引起四种疾病的仅为 63.4%。详见表 10-1。

10.2 对二手烟危害的认知

71.4% 的人认为二手烟会引起严重疾病,对于二手烟会引起具体疾病的知晓率从高到低依次为儿童肺部疾病(66.7%)、成人肺癌(65.8%)、成人心脏病(39.7%)。同时知晓二手烟会引起三种疾病的比例仅为 36.1%。详见表 10-2。

对于二手烟会引起具体疾病的知晓率,非吸烟者对二手烟会引起成人肺癌以及儿童肺部疾病的知晓率均显著高于吸烟者。城市人群对二手烟会引起成人心脏病、成人肺癌以及儿童肺部疾病的知晓率均显著高于农村人群。教育水平越高，人群对二手烟会引起具体疾病的知晓率越高。大专及以上对于二手烟同时引起三种疾病的知晓率最高（55.6%），小学及以下最低（20.1%）。详见表 10-2。

不同职业人群中，医生、政府事业单位工作人员、教师同时知晓二手烟会引起三种疾病的知晓率相对其他人群较高，分别为 74.7%、51.2%、50.2%。详见表 10-2。

10.3 对低焦油卷烟危害的认知

18.1% 的人知晓低焦油与一般卷烟危害无差异，34.4% 的人存在错误认知，另有 47.6% 的人表示不知道。详见表 10-3。在不同教育水平的人群中，大专及以上能正确认识“低焦油不等于低危害”的比例最高（28.6%）；小学及以下为 9.0%。在不同职业的人群中，医生能正确认识“低焦油不等于低危害”的比例最高（31.6%）。详见表 10-3。

10.4 与既往数据相比较

从 2015 年到 2018 年，公众对于吸烟危害的认知有所增强；对于二手烟危害的认知未见明显变化；对“低焦油不等于低危害”的正确认知从 24.5% 下降到 18.1%。详见图 10-1 和图 10-2。

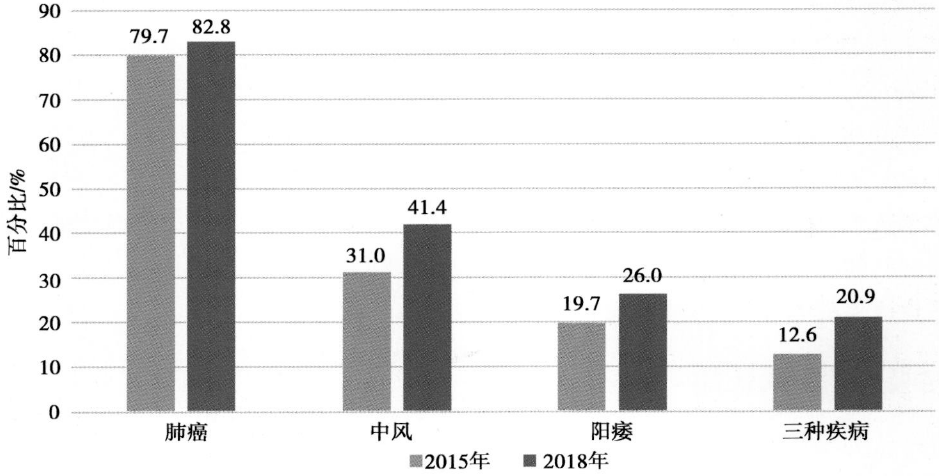

图 10-1　15 岁及以上人群对吸烟危害的认知情况（2015 年和 2018 年）

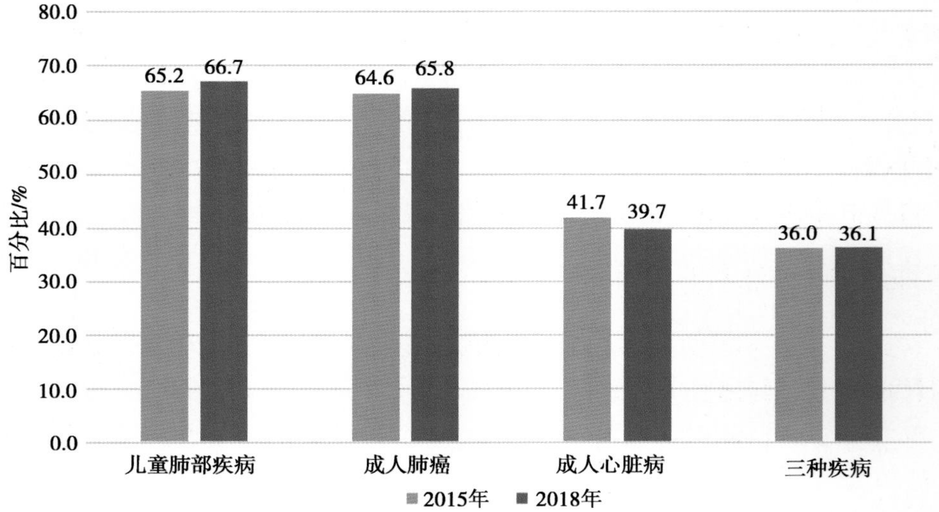

图 10-2　15 岁及以上人群对二手烟危害的认知情况（2015 年和 2018 年）

11 烟草经济和税收

- 50% 的吸烟者购买 20 支卷烟的花费不超过 9.9 元。
- 50% 的吸烟者购买 100 盒卷烟的花费不超过 2018 年人均国内生产总值的 1.5%。
- 41.8% 的人群赞同提高卷烟烟税。

本次调查通过询问最近一次给自己购买机制卷烟的花费和数量，来计算现在吸烟者购买 20 支机制卷烟的费用，估算每月购买卷烟的花费。由于中国卷烟价格差异较大，价格从几元到百元不等，且呈偏态分布，因此本章使用中位数反映中国人群购买卷烟的花费情况。

11.1 购买卷烟的花费

吸烟者购买 20 支卷烟的平均花费为 21.5 元，其中 50% 的吸烟者不超过 9.9 元。城市为 10.0 元，农村为 8.4 元。据此推算，50% 的吸烟者购买 100 盒卷烟的花费不超过 2018 年人均国内生产总值的 1.5%。详见表 11-2。

吸烟者平均每月购买卷烟的花费为 512.3 元，城市（624.3 元）高，农村（361.4 元）低，差异无统计学意义。东、中、西部分别为 696.9 元、462.3 元和 343.7 元。50% 的吸烟者每月购买卷烟的花费不超过 217.8 元，城市（241.9 元）高于农村（178.2 元）。东、中、西部分别为 240.8 元、197.7 元和 180.8 元。详见表 11-3。

11.2 公众对提高烟税的支持情况

41.8% 的人赞同提高卷烟烟税，其中，72.8% 的人同意将部分提高的卷烟税收用于控烟工作，83.2% 的人同意将部分提高的卷烟税收用于支付医疗保险费用。详见表 11-4。

11.3 与既往数据相比较

从 2015 年到 2018 年，吸烟者购买卷烟花费的中位数没有发生变化，但是每百盒卷烟的花费中位数占当年人均国内生产总值的比例从 2.0% 降至 1.5%。

12 结论与建议

12.1 结论与分析

12.1.1 与既往数据相比，15 岁及以上人群吸烟率呈现下降趋势，但与实现《"健康中国 2030"规划纲要》的控烟目标仍有较大差距。

本次调查结果显示，2018 年我国 15 岁以上人群吸烟率为 26.6%，男性(50.5%)高于女性(2.1%)，农村(28.9%)高于城市(25.1%)。与既往调查结果相比，15 岁及以上人群吸烟率呈现下降趋势，但与实现《"健康中国 2030"规划纲要》的控烟目标仍有较大差距。《世界卫生组织 2017 年全球烟草流行报告》数据显示，2015 年全球 195 个国家 15 岁及以上人群平均现在吸烟率为 20.7%，其中男性为 35.0%。与之相比，我国 15 岁及以上人群吸烟率和男性吸烟率均处于较高水平。

《"健康中国 2030"规划纲要》明确提出"2030 年 15 岁以上人群吸烟率下降至 20%"的控烟目标。这意味着 2019 年至 2030 年期间，我国 15 岁及以上人群吸烟率平均每年至少需要下降 0.6 个百分点。但是 2015—2018 年期间，吸烟率的下降速度显然无法满足这一要求。这提示如若保持 2015—2018 年控烟工作效果，健康中国 2030 控烟目标将流于空谈，控烟工作的力度亟待加强。

12.1.2 无烟环境建设成效显现，二手烟暴露有所改善，但依然较为严重。

2015 年以来，国家卫生健康委员会大力推进无烟环境建设，尤其是无烟医院和无烟政府机关创建。北京、上海等城市纷纷出台或修订无烟法律，极大地推动了无烟环境建设。对于提高公众意识、使更多的人免受二手烟危害具有重要意义。

本次调查结果显示，15 岁及以上非吸烟人群二手烟暴露比例为 68.1%，与 2010 年相比，下降 4.3 个百分点。此外，与 2015 年相比，除大学和中小学校外，过去 30 天公众在各类公共场所室内看到有人吸烟的比例均出现不同程度下降。其中，政府办公楼内看到有人吸烟的比例下降最为明显，从 38.1% 降至 31.1%。提示无烟环境建设成效显现，二手烟暴露情况整体有所改善。

相比之下，北京在正式实施《北京市控制吸烟条例》一年后调查显示，室内公共场所的二手烟暴露率为 20.0%，比立法前减少 15.7 个百分点；上海市在修订《上海市公共场所控制吸烟条例》一年后调查显示，非吸烟者暴露于二手烟的比例由 2016 年的 58.5% 降至 2017 年的 50.6%。与 2016 年相比，2017 年工作场所、公共场所、公共交通工具及家中看到有人吸烟的比例均出现明显下降。提示无烟立法可以更大程度地提高无烟环境创建效果，减少二手烟暴露。

12.1.3 公众支持无烟政策，需要无烟环境。

本次调查数据显示，2018 年公众对各种公共场所无烟政策的支持率均处于较高水平。其中，认为医院室内区域、中小学、出租车和大学室内区域应全面禁烟的比例分别为 97.1%、96.7%、92.9% 和 92.7%，认为餐馆应全面禁烟的比例为 79.9%。此外，支持工作场所室内全面禁烟的比例为 90.9%，认为公共交通工具应全面禁烟的比例为 96.1%。

本次调查还发现，2018 年 44.9% 的成人过去 30 天在家中暴露于二手烟，而 2015 年该比例为 57.1%。提示家庭无烟的比例在迅速增加，公众对无烟环境的需求提高。

12.1.4 公众对吸烟危害的认知有所提高，但对吸烟和二手烟危害的知识知晓率总体仍处于较低水平。

2015—2018 年期间，国家卫生健康委员会组织开展了大量的控烟宣传教育活动，如：每年利用世界无烟日、健康素养促进行动、健康中国行、健康生活方式行动等卫生主题大型活动开展控烟宣传，以及烟草控制大众传播活动。本次调查结果显示，虽然与 2015 年相比，人们对吸烟危害的知晓率有所提升，但 2018 年知晓吸烟可以导致中风、心脏病和肺癌的比例仅为 36.4%；知晓二手烟可以导致成人心脏病、成人肺癌和儿童肺部疾病的比例也仅为 36.1%。

烟盒包装上印制大而清晰的健康警示图片被认为是最符合成本效益的健康教育手段。它能够清晰、明确地将使用烟草的健康风险传递给每一位吸烟者及其周边的非吸烟者，文化程度较低的公众也能清晰地了解吸烟对健康的伤害，这是其他任何宣传教育手段都难以做到的。采用烟盒包装上印制健康警示图片的控烟政策，对于进一步提升我国控烟宣传工作效果具有非常重要的现实意义。

12.1.5 烟盒包装上印制健康警示图片可以大幅提升戒烟意愿。

临床戒烟实践表明，计划在 1 个月内戒烟的吸烟者尝试戒烟的可能性较大。然而，本次调查显示，我国目前仅有 5.6% 的吸烟者打算在 1 个月内戒烟。提示如不能采取有效的控烟措施提升吸烟者戒烟意愿，现在吸烟者未来尝试戒烟的比例可能不会上升。

本次调查向吸烟者出示印制了图形健康警示的烟盒图片。结果显示，56.1% 的吸烟者表示看到烟盒包装上印制的健康警示图片后想要戒烟。相比之下，仅有 36.3% 的吸烟者看到当前烟盒包装上的健康警语后想要戒烟。提示相比于现在烟盒包装上的健康警语，印制健康警示图片可以大幅提高吸烟者的戒烟意愿，进而提高控烟工作成效。

12.1.6 戒烟服务能力和可及性差，难以达到帮助更多吸烟者有效戒烟的效果。

2015 年以来，国家卫生健康委员会积极推进戒烟服务。包括每年举办戒烟能力培训班，推广简短戒烟服务，并借助中央补助地方项目，支持全国 31 个省、自治区和直辖市建立 12320 戒烟咨询热线，规范戒烟门诊服务，先后在全国建立 400 余家戒烟门诊。本次调查数据显示，过去 12 个月，46.4% 的吸烟者在看病时得到过医生的戒烟建议，但是仅有 4.6% 的吸烟者戒烟时使用戒烟药物或者去戒烟门诊治疗，3.2% 拨打过戒烟热线，当前我国吸烟者的戒烟方式主要是自己干戒，该比例约占 90%。

12.1.7 电子烟使用率处于较低水平，但与既往调查相比有所上升，需引起关注。

虽然我国 15 岁及以上人群现在使用电子烟的比例仅为 0.9%，但与 2015 年相比，听说过电子烟的比例、曾经使用过电子烟的比例和现在使用电子烟的比例均有明显提高，特别是年轻人。本次调查数据显示，15~24 岁年龄组人群曾经使用电子烟的比例已高达 7.6%，值得关注。获得电子烟最主要的途径是互联网。另外，本次调查发现使用电子烟最主要的原因是为了戒烟，然而目前尚无明确证据表明电子烟可以帮助戒烟。

12.1.8 吸烟者对卷烟的购买能力增加，卷烟变得越来越“便宜”。

本次调查显示，50% 的吸烟者购买卷烟的花费不超过 9.9 元，与 2015 年相比未发生变化。但是使用“吸烟者购买 100 包卷烟的花费中位数占当年人均国内生产总值的比例”这一指标分析即可发现，2018

年该比例为 1.5%，而 2015 年该比例为 2.0%。提示相对于经济的发展速度，卷烟变得越来越“便宜”。

12.1.9 互联网和烟草零售点烟草广告的管理需要加强，形式多样的卷烟促销值得关注。

2015 年 9 月，修订后的《广告法》正式生效。《广告法》第二十二条规定，禁止在大众传播媒介或者公共场所、公共交通工具、户外发布烟草广告。禁止利用其他商品或者服务的广告、公益广告，宣传烟草制品名称、商标、包装、装潢以及类似内容。烟草制品生产者或者销售者发布的迁址、更名、招聘等启事中，不得含有烟草制品名称、商标、包装、装潢以及类似内容。然而本次调查数据显示，在过去 30 天内，10.7% 的成人看到过烟草广告。看过烟草广告的人中，在烟草零售点和互联网看到的比例最高，分别为 43.3% 和 42.3%。

此外，4.1% 的成人在过去 30 天内看到过卷烟价格折扣，3.3% 看到买烟时赠送免费礼品或者为其他商品打折，2.3% 看到卷烟单支销售，0.7% 看到免费的卷烟样品。这些形式多样的卷烟促销活动将不可避免地影响控烟工作效果，值得关注。

12.1.10 接近三分之二的人暴露于影视剧中的吸烟镜头，需要严格管制。

影视作品特殊的社会作用，极大地影响着青少年的健康成长。影视作品中的吸烟镜头，特别是青少年偶像型人物的吸烟形象，对青少年群体开始吸烟有着不容忽视的影响。然而，本次调查显示，61.1% 的人过去 30 天在电影或电视剧中看到了吸烟镜头，15~24 岁年龄组人群看到的比例高达 68.3%。提示影视剧中的吸烟镜头需要严格管制。

12.2 建议

基于本次调查的发现，为加速推进我国烟草控制工作，确保《“健康中国 2030”规划纲要》的控烟目标顺利实现，建议采用以下控烟策略：

第一，多部门协作，全面落实各项控烟措施，确保人群吸烟率和烟草消费稳步下降。

第二，严格执行中共中央办公厅、国务院办公厅联合印发的《关于领导干部带头在公共场所禁烟有关事项的通知》（简称《两办通知》），推进无烟环境立法工作，实现室内公共场所全面无烟。

第三，加强戒烟网络能力建设，将戒烟服务纳入基本医疗卫生服务，提高戒烟服务可及性。

第四，进一步提高烟草税收和价格，降低卷烟购买力。

第五，进一步加强烟草广告监管，特别是互联网和烟草零售点的烟草广告监管，禁止烟草促销行为，严格管制电影电视剧中的吸烟镜头。

第六，在烟盒包装上印制健康警示图片，增强公众对烟草危害的认知，提高戒烟意愿。

第七，尽快制定电子烟监管方案，应对控烟可能出现的新问题。

第八，建立烟草流行监测系统，定期了解人群吸烟情况及各项控烟政策的执行效果，为制定行之有效的控烟策略提供依据。

附　　录

附录 1　2018 年中国成人烟草调查问卷

目录

问卷格式说明

红色字体—系统逻辑语言和跳转说明。

[文字]—给调查员的特别说明，无须告知调查对象。

文字—在告知调查对象时需要重点强调。

家庭调查问卷

简介：［家庭筛查的调查对象必须年满 18 周岁或以上。调查员必须确定该对象能够提供该家庭所有成员的准确信息。必要时，核对所筛查调查对象的年龄，确保他 / 她 18 周岁或以上。

只有当家庭成员均小于 18 周岁时，家庭筛查的调查对象可以小于 18 周岁。］

介绍：您好！中国疾病预防控制中心正在开展全国居民吸烟情况调查，您家被邀请参与本次调查。您的参与非常重要。本调查中所有问题的答案没有对错之分，家庭登记表涉及的姓名、年龄等信息仅用于随机抽样和质量控制。您回答的内容将会被严格保密，数据的存储和传输有严格的加密管理措施，调查数据仅用于人群指标的计算，不会对个人产生任何不利影响。本次调查结果将被作为制定卫生相关政策的重要依据。您是否同意参加本次调查？

HH1. 首先，我需要问您几个关于您家的问题。您家现在总共住几个人？
（包括所有将您家作为常住地点的人）

|__|__|

HH2. 其中年满 15 周岁的有几个人？

|__|__|

［如果 HH2=00（无 15 周岁及以上的成员）］
［无符合条件的家庭成员。
对调查对象表达感谢。
本次记录将编码为 201］

HH4. 现在我要询问一些关于您家中年满 15 周岁的家庭成员的情况。
请按年龄以从大到小的顺序开始。
HH4a. 年龄最大家庭成员的姓名？ ________________
HH4b. 他 / 她的年龄有多大？请使用周岁。（如果调查对象回答不知道，请他 / 她估计一下）

|__|__|__|

［如果年龄介于 15~17 周岁，请询问出生日期］
HH4cYEAR. 他 / 她的出生年份是？
［如果不知道，输入 7777；如果拒答，输入 9999］

|__|__|__|__|

HH4c. 他 / 她的出生月份是？

|__|__|

HH4d. 他 / 她的性别是?

男性 ………………………………………… □ 1

女性 ………………………………………… □ 2

HH4e. 他 / 她现在是否吸烟,包括卷烟、雪茄、烟斗、水烟等?

是 ………………………………………… □ 1

否 ………………………………………… □ 2

不知道 ……………………………………… □ 7

拒绝回答 …………………………………… □ 9

[对 HH2 中提及的每个家庭成员重复问题 HH4a-HH4e]

HH5. [被选中的合格家庭成员姓名为:

询问选中的调查对象是否在场,如果在场则继续进行个人问卷的调查。

如不在场,则约定下次拜访时间并记录本次访问情况。]

HHH6. 您去年的家庭年收入为多少元?

1 万元以下(不含 1 万元) □ 1

1 万 ~3 万元(不含 3 万元) □ 2

3 万 ~5 万元(不含 5 万元) □ 3

5 万 ~10 万元(不含 10 万元) □ 4

10 万 ~20 万元(不含 20 万元) □ 5

20 万 ~30 万元(不含 30 万元) □ 6

30 万元及以上 □ 7

不知道 □ 77

拒绝回答 □ 99

个人调查问卷

知情同意 1. [从下列选项中选择正确的年龄组。如有必要,打开工具菜单中的“案例信息”,核对选定调查对象的年龄。]

15~17 周岁 ……………………………… □ 1 **→跳至知情同意 2**

18 周岁及以上 …………………………… □ 2 **→跳至知情同意 5**

有行为能力的未成年人(15~17 周岁) …… □ 3 **→跳至知情同意 5**

知情同意 2. 开始调查前,我需要获得[被调查对象姓名]的父母或者监护人以及其本人的同意。

[如果选定的调查对象及其父母或监护人在家,则继续调查。

如果父母或监护人不在家,则另约时间进行调查。

如果未成年调查对象不在家,则继续并取得其父母的同意。]

知情同意 3. [给选定的调查对象及其父母或监护人朗读下面的一段话:]

您好,我在疾控中心工作,我们正在进行一次有关吸烟的全国性调查。这些信息将提交国家卫健委用于制定控烟政策。您家和[选中成员姓名]被随机选中参加调查，[选中成员姓名]的回答对我们非常重要。因为[选中成员姓名]的回答将代表全国的很多人。本次调查大约需要 30 分钟，本调查中所有问题的答案没有对错之分。[选中成员姓名]的参与完全是自愿的。[选中成员姓名]所提供的一切信息都将严格保密，不会与任何人分享，包括您的家人。数据的存储和传输有严格的加密管理措施，调查数据仅用于人群指标的计算，不会对个人产生任何不利影响。[选中成员姓名]随时可以退出调查或者拒绝回答任何他不愿意回答的问题。我们会给您留下联系方式，如果您有任何关于本调查的问题，可以和我们电话联系。如果您同意[选中成员姓名] 参加我们的调查，我们将请他 / 她单独回答问卷中的问题。

[询问父母或者监护人________：]是否同意[选中成员姓名]参加本调查？

[给选定的调查对象及其父母或监护人朗读下面的一段话：]

您好，我在疾控中心工作，我们正在进行一次有关烟草使用的全国性调查。这些信息将提交国家卫健委用于制定控烟政策。

您家和[选中成员姓名]被随机选中参加调查，[选中成员姓名]的回答对我们非常重要。因为[选中成员姓名]的回答将代表全国的很多人。

本次调查大约需要 30 分钟，本调查中所有问题的答案没有对错之分。[选中成员姓名]的参与完全是自愿的。[选中成员姓名]所提供的一切信息都将严格保密，不会与任何人分享，包括您的家人。数据的存储和传输有严格的加密管理措施，调查数据仅用于人群指标的计算，不会对个人产生任何不利影响。[选中成员姓名]随时可以退出调查或者拒绝回答任何他不愿意回答的问题。

我们会给您留下联系方式，如果您有任何关于本调查的问题，可以和我们电话联系。

如果您同意[选中成员姓名]参加我们的调查，我们将请他 / 她单独回答问卷中的问题。

[询问父母或者监护人：]您是否同意[调查对象姓名]参加这次调查？

是 ……………………………………………… □ 1 → **跳至知情同意 4**

否 ……………………………………………… □ 2 → **结束调查**

知情同意 4. [所选定的未成年调查对象在吗？]

是 ……………………………………………… □ 1 → **跳至知情同意 6**

否 ……………………………………………… □ 2 → **跳至知情同意 5**

知情同意 5. [给选定的调查对象朗读下面的一段话：]

您好，我在疾控中心工作，我们正在进行一次有关吸烟的全国性调查。这些信息将提交国家卫健委用于制定控烟政策。

您家和您被随机选中参加调查，您的回答对我们非常重要。因为您的回答将代表全国很多人。

本次调查大约需要 30 分钟，本调查中所有问题的答案没有对错之分，您的参与完全是自愿的。您所提供的一切信息都将严格保密，不会与任何人分享，包括您的家人。数据的存储和传输有严格的加密管理措施，调查数据仅用于人群指标的计算，不会对个人产生任何不利影响。您随时可以退出调查或者拒绝回答您不愿意回答的任何问题。

我们会给您留下联系方式，如果您有任何关于本调查的问题，可以和我们电话联系。

{ 如果知情同意 4 的选项为 2，则同时需朗读：您的父母或监护人已经同意您参与我们的调查。}

如果您同意参与调查，我们将单独对您进行询问。

知情同意 6. [询问选定的调查对象] 您是否同意参与调查？

是 …………………………………………… □ 1 → **继续调查**

否 …………………………………………… □ 2 → **结束调查**

第 A 部分　个人信息

A00. 首先，我要问几个关于您的个人情况的问题。

A01. [调查员观察并记录性别。必要时询问]

男 …………………………………………… □ 1

女 …………………………………………… □ 2

A02b. 您的出生年份是？

[如果不知道，输入 7777

如果拒答，输入 9999]

A02a. 您的出生月份是？

01 …………………………………………… □ 1

02 …………………………………………… □ 2

03 …………………………………………… □ 3

04 …………………………………………… □ 4

05 …………………………………………… □ 5

06 …………………………………………… □ 6

07 …………………………………………… □ 7

08 …………………………………………… □ 8

09 …………………………………………… □ 9

10 …………………………………………… □ 10

11 …………………………………………… □ 11

12 …………………………………………… □ 12

不知道 …………………………………………… □ 77

拒答 …………………………………………… □ 99

[如果月份为“77/99”或年份为“7777/9999”，继续问 A03，否则跳至 A04]

A03. 您多大了？请按周岁回答。

［如果调查对象不确定自己的年龄，可请他 / 她估计，并记录答案。如果拒答则结束调查，此次调查必须提供年龄。］

□□□

A03a. ［年龄是估计的吗？］

是 ………………………………………… □ 1
否 ………………………………………… □ 2
不知道 ……………………………………… □ 7

A04. 您的最高学历是什么？

［仅选择其中一项］

没正式上过学 ……………………………… □ 1
小学未毕业 ………………………………… □ 2
小学毕业 …………………………………… □ 3
初中未毕业 ………………………………… □ 4
初中毕业 …………………………………… □ 5
高中 / 中专毕业 …………………………… □ 6
大专或本科毕业 …………………………… □ 7
研究生毕业 ………………………………… □ 8
不知道 ……………………………………… □ 77
拒答 ………………………………………… □ 99

A05. 您在过去 12 个月中的<u>主要</u>职业是什么？

［仅选择其中一项］

农林牧渔水利业生产人员 ………………… □ 1
政府 / 事业单位工作人员 ………………… □ 2
企业、商业、服务业工作人员 ……………… □ 3
教师 ………………………………………… □ 4
医务人员 …………………………………… □ 5
在校学生 …………………………………… □ 6
军人 ………………………………………… □ 7
未就业 ……………………………………… □ 8
离退休人员 ………………………………… □ 9
其他 ………………………………………… □ 10
不知道 ……………………………………… □ 77
拒答 ………………………………………… □ 99

A06. 您家或任何居住在您家里的人是否拥有下列物品？

	有 ▼	没有 ▼	不知道 ▼	拒答 ▼
a. 电	□ 1	□ 2	□ 7	□ 9
b. 冲水厕所	□ 1	□ 2	□ 7	□ 9
c. 固定电话	□ 1	□ 2	□ 7	□ 9
d. 手机	□ 1	□ 2	□ 7	□ 9
e. 电视机	□ 1	□ 2	□ 7	□ 9
f. 收音机	□ 1	□ 2	□ 7	□ 9
g. 电冰箱	□ 1	□ 2	□ 7	□ 9
h. 汽车	□ 1	□ 2	□ 7	□ 9
i. 电动自行车 / 小型摩托车 / 摩托车	□ 1	□ 2	□ 7	□ 9
j. 洗衣机	□ 1	□ 2	□ 7	□ 9

第 B 部分　吸烟

B00. 现在我想问您几个关于<u>吸烟</u>的问题，包括吸卷烟、雪茄、烟斗、水烟等。
这部分不包括电子烟和无烟烟草产品。

B01. 您<u>现在</u>吸烟吗？每天吸，不是每天吸，还是不吸？

每天吸 ………………………… □ 1→ **跳至 B04**
不是每天吸 ………………………… □ 2
不吸烟 ………………………… □ 3→ **跳至 B03**
不知道 ………………………… □ 7→ **跳至下一部分**
拒绝回答 ………………………… □ 9→ **跳至下一部分**

B02. 您以前是否曾经每天吸烟？

是 ………………………… □ 1 →**跳至 B08**
否 ………………………… □ 2 →**跳至 B10**
不知道 ………………………… □ 7 →**跳至 B10**
拒绝回答 ………………………… □ 9 →**跳至 B10**

B03. 您<u>以前</u>吸烟吗？每天吸，不是每天吸，还是从不吸烟？

［调查员：如果调查对象同时选了以前“每天吸”和 和“不是每天吸”，则选“每天吸”］

每天吸 ………………………… □ 1 →**跳至 B11**
不是每天吸 ………………………… □ 2 →**跳至 B13a**
不吸烟 ………………………… □ 3 →**跳至下一部分**
不知道 ………………………… □ 7 →**跳至下一部分**
拒绝回答 ………………………… □ 9→ **跳至下一部分**

［现在每天吸烟者］

B04. 您最初开始每天吸烟的时候，有多大年龄？请使用周岁。

［如果不知道或者拒答，输入 99］

［如果 B04=99，继续问 B05，否则跳至 B06］

B05. 您是多少年前开始每天吸烟的？

［如果拒答，输入 99］

B06. 您现在平均每天吸多少下列烟草产品？如果您吸某种产品，但不是每天都吸，也请您告诉我。

［不吸填 0，拒答填 999。如果调查对象吸食所列出烟草产品，但不是每天吸，输入 888；如果调查对象回答的是包数或条数，请询问每包 / 条装有多少支烟草制品，并计算总数。］

a. 机制卷烟？				每天
a1. ［如果 B06a=888］您每周平均吸多少支机制卷烟？				每周
b. 手卷烟？				每天
b1. ［如果 B06b=888］您每周平均吸多少支手卷烟？				每周
d. 烟斗斗数？				每天
d1. ［如果 B06d=888］您每周平均吸烟斗有多少斗？				每周
e. 雪茄、小雪茄？				每天
e1. ［如果 B06e=888］您每周平均吸多少支雪茄、小雪茄？				每周
f. 中国水烟斗数？				每天
f1. ［如果 B06f=888］您每周平均吸多少斗中国水烟？				每周
fa. 每天去吸阿拉伯水烟次数？				每天
fa1. ［如果 B06fa=888］您每周平均去吸多少次阿拉伯水烟？				每周
g. 其他产品？（g1. 请详细说明其他烟草产品的品种名称。）				每天
g2. ［如果 B06g=888］您每周平均吸多少？				每周

B07. 您一般早晨睡醒后多久吸第一次烟？5 分钟以内、6~30 分钟、31~60 分钟或者 60 分钟以上？

5 分钟以内 ………………………………………… □ 1
6~30 分钟 ………………………………………… □ 2
31~60 分钟 ………………………………………… □ 3
60 分钟以上 ………………………………………… □ 4
拒绝回答 ………………………………………… □ 9

［跳至下一部分］

［现在偶尔吸烟者］

B08. 您最初开始<u>每天</u>吸烟的时候，有多大年龄？请使用周岁。
［如果不知道或拒答，输入 99］

［如果 B08=99，继续问 B09，否则跳至 B10］

B09. 您是几年前开始<u>每天</u>吸烟的？
［如果拒答，输入 99］

B10. 您每周吸多少下列烟草产品？
［不吸填 0，拒答填 999。如果调查对象报告<u>在过去 30 天内</u>有吸烟行为，但每周少于一次，则输入 888。如果调查对象回答的是包数或条数，请询问每包 / 条装有多少支烟草制品，并计算总数。］

a. 机制卷烟 ……………………………				每周
b. 手卷烟 ………………………………				每周
d. 烟斗斗数 ……………………………				每周
e. 雪茄、小雪茄 ………………………				每周
f. 中国水烟斗数 ………………………				每周
fa. 去吸阿拉伯水烟次数 ……………				每周
g. 其他产品 ……………………………				每周

→ g1. 请详细说明其他烟草产品的品种名称

［跳至下一部分］

［戒烟者］

B11. 您最初开始<u>每天</u>吸烟的时候，有多大年龄？请使用周岁。
［如果不知道或拒答，输入 99］

［如果 B11=99，继续问 B12，否则跳至 B13a］

B12. 您是几年前开始<u>每天</u>吸烟的？

［如果拒答，输入 99］

□□

B13a. 您戒烟有多长时间了？

［调查对象平时不吸烟，但偶尔吸烟时仍作为戒烟者对待，应该回答本问题。在本页输入单位，下一页输入数字］

年 ………………………………………… □ 1
月 ………………………………………… □ 2
周 ………………………………………… □ 3
日 ………………………………………… □ 4
少于 1 天 …………………………………… □ 5 →**跳至 B14**
不知道 ……………………………………… □ 7 →**跳至下一部分**
拒绝回答 …………………………………… □ 9 →**跳至下一部分**

B13b. 填入对应年 / 月 / 周 / 日的数量

□□

［如果 B13a/b<1 年(<12 个月)，继续问 B14，否则跳至下一部分］

B14. 在过去的 12 个月内，您是否看过病？

是 ………………………………………… □ 1
否 ………………………………………… □ 2 →**跳至 B18**
拒绝回答 …………………………………… □ 9 →**跳至 B18**

B15. 在过去的 12 个月内，您看过几次病？ 1~2 次、3~5 次或者 6 次及以上？

1~2 次 …………………………………… □ 1
3~5 次 …………………………………… □ 2
6 次及以上 ………………………………… □ 3
拒绝回答 …………………………………… □ 9

B16. 在过去 12 个月内看病时，医务人员有没有问过您是否吸烟？

是 ………………………………………… □ 1
否 ………………………………………… □ 2 →**跳至 B18**
拒绝回答 …………………………………… □ 9→ **跳至 B18**

B17. 在过去 12 个月内看病时，医务人员是否曾经建议您戒烟？

是 ………………………………………… □ 1
否 ………………………………………… □ 2
拒绝回答 …………………………………… □ 9

B18. 在过去 12 个月之中，您是否曾使用过下列方式尝试戒烟？

	是 ▼	否 ▼	拒绝回答 ▼
a. 咨询，包括戒烟门诊的咨询	□ 1	□ 2	□ 9
b. 尼古丁替代疗法，如尼古丁贴片或尼古丁口香糖	□ 1	□ 2	□ 9
c. 其他处方西药，如畅沛、悦亭	□ 1	□ 2	□ 9
d. 传统医药，如针灸或中药	□ 1	□ 2	□ 9
e. 戒烟热线或者戒烟支持热线	□ 1	□ 2	□ 9
ee. 使用电子烟	□ 1	□ 2	□ 9
f. 改用无烟烟草产品	□ 1	□ 2	□ 9
ff. 自己干戒	□ 1	□ 2	□ 9
g. 其他方法	□ 1	□ 2	□ 9

→ g1. 请具体说明您所用来戒烟的方法____________________

BB1. 促使您戒烟最主要的原因是什么？

所患的疾病 □ 1
担心影响今后健康（尚未患病） □ 2
因经济负担过重 □ 3
家人反对 □ 4
朋友的影响 □ 5
医务人员建议 □ 6
受无烟政策限制 □ 7
其他 □ 8 BB1a 请具体说明：____________
不知道 □ 77
拒绝回答 □ 99

第 EC 部分　电子烟

EC1. 电子烟是指使用电池或其他方法产生雾化尼古丁的电子装置。电子烟有多种名称，如电子烟、电子雾化器等。您听说过电子烟吗？

是 ……………… □ 1
否 ……………… □ 2 →**跳转至下一部分**
拒绝回答 ……………… □ 9 →**跳转至下一部分**

EEC01. 您是从哪里听说电子烟的？

	是 ▼	否 ▼	拒绝回答 ▼
a. 电视	□ 1	□ 2	□ 9
b. 广播	□ 1	□ 2	□ 9
c. 报纸杂志	□ 1	□ 2	□ 9
d. 互联网	□ 1	□ 2	□ 9
e. 商店	□ 1	□ 2	□ 9
f. 朋友	□ 1	□ 2	□ 9
g. 其他	□ 1	□ 2	□ 9

EC2. 您现在使用电子烟吗？每天用，不是每天用，还是不使用？

每天 …………………………………………………… □ 1 →**跳转至 EEC03**
不是每天 ……………………………………………… □ 2 →**跳转至 EEC03**
不使用 ………………………………………………… □ 3
拒绝回答 ……………………………………………… □ 9

EC3. 您曾经使用过电子烟吗，即使是一次？

是 ……………………………………………………… □ 1
否 ……………………………………………………… □ 2 →**跳转至下一部分**
拒绝回答 ……………………………………………… □ 9 →**跳转至下一部分**

EEC02. 您过去 12 个月内使用过电子烟吗，即使是一次？

是……………………………………………………… □ 1
否……………………………………………………… □ 2 →**跳转至下一部分**
拒绝回答……………………………………………… □ 9 →**跳转至下一部分**

EEC03. 您最近一次使用电子烟时，电子烟的来源是？

商店 / 超市　□ 1
药店　□ 2
网上购物　□ 3
他人给的　□ 4
其他途径　□ 5　EEC031. 请具体说明：____________
拒答　□ 9

EEC04. 您每月在电子烟上平均花多少钱？

［如果不知道或拒答，输入 9999］

[ ]

EEC05. 您使用电子烟的主要原因是什么？

戒烟 □ 1
危害小 □ 2
无烟政策限制 □ 3
身边的其他人在使用 □ 4
它很时尚 □ 5
我喜欢吸电子烟 □ 6
我喜欢其中的某些口味 □ 7
其他 □ 8 → EEC051. 请具体说明：__________
拒绝回答 □ 9

第 C 部分　无烟烟草产品

C00. 下面的问题针对的是无烟烟草产品，如鼻烟、嚼烟等。无烟烟草指的是那些不用明火点燃后吸入，但可通过鼻腔接触或口腔咀嚼等其他方式使用的烟草产品。

C01. 您现在使用无烟烟草产品吗？每天用，不是每天用，还是不使用？
[如果调查对象不知道什么是无烟烟草，可以出示卡片或告知其定义。]
每天用 ………………………………………………… □ 1 →**跳至下一部分**
不是每天用 …………………………………………… □ 2
不使用 ………………………………………………… □ 3 →**跳至** C03
不知道 ………………………………………………… □ 7 →**跳至下一部分**
拒绝回答 ……………………………………………… □ 9 →**跳至下一部分**

C02. 您以前是否曾经每天使用无烟烟草产品？
是 ……………………………………………………… □ 1 →**跳至下一部分**
否 ……………………………………………………… □ 2 →**跳至下一部分**
不知道 ………………………………………………… □ 7 →**跳至下一部分**
拒绝回答 ……………………………………………… □ 9 →**跳至下一部分**

C03. 您过去使用过无烟烟草产品吗？每天用，不是每天用，还是从不使用？
[如果调查对象过去既有“每天用”也有“不是每天用”的情况，请选“每天用”]
每天用 ………………………………………………… □ 1
不是每天用 …………………………………………… □ 2
不使用 ………………………………………………… □ 3
不知道 ………………………………………………… □ 7
拒绝回答 ……………………………………………… □ 9

第 D1 部分　戒烟——吸烟

如果 B01=1 或 2［调查对象现在吸烟］,那么继续本部分问题
如果 B01=3、7 或 9［调查对象现在不吸烟］,则跳至下一部分

以下的问题有关您在过去进行的任何戒烟尝试。我们现在只考虑戒断吸烟的行为,不包括无烟烟草制品。

DD1. 过去您是否戒过烟?（这里的戒烟指认真考虑过要戒烟并有所行动）

是	□ 1
否	□ 2 →**跳至** D04
拒绝回答	□ 9 →**跳至** D04

DD2. 促使您最近一次戒烟最重要的原因是什么?

所患的疾病	□ 1
担心影响今后健康(尚未患病)	□ 2
因经济负担过重	□ 3
家人反对	□ 4
朋友的影响	□ 5
医务人员建议	□ 6
受无烟政策限制	□ 7
其他	□ 8　DD2a 请具体说明:_______
不知道	□ 77
拒绝回答	□ 99

D01. 在过去 12 个月内,您尝试过戒烟吗?

是 ……………………………………………………… □ 1
否 ……………………………………………………… □ 2 →**跳至** D04
拒绝回答 ……………………………………………… □ 9 →**跳至** D04

D02a. 您最后一次戒烟从开始到结束持续了多长时间?

［本页输入单位,下页输入数字］

月 ……………………………………………………… □ 1
周 ……………………………………………………… □ 2
天 ……………………………………………………… □ 3
少于 1 天(24 小时) ……………………………… □ 4 →**跳至** D03
不知道 ………………………………………………… □ 7 →**跳至** D03
拒绝回答 ……………………………………………… □ 9 →**跳至** D03

D02b. ［输入（月、周、天）对应的数字］

D03. 在过去12个月内，您是否曾使用过下列方式尝试戒烟？

	是 ▼	否 ▼	拒绝回答 ▼
a. 咨询，包括戒烟门诊咨询	□ 1	□ 2	□ 9
b. 尼古丁替代治疗，如尼古丁贴片或尼古丁口香糖	□ 1	□ 2	□ 9
c. 其他处方西药，如畅沛、悦亭	□ 1	□ 2	□ 9
d. 传统医药，如针灸或中药	□ 1	□ 2	□ 9
e. 戒烟热线或者戒烟支持热线	□ 1	□ 2	□ 9
ee. 使用电子烟	□ 1	□ 2	□ 9
f. 改用无烟烟草产品	□ 1	□ 2	□ 9
ff. 自己干戒	□ 1	□ 2	□ 9
g. 其他方法	□ 1	□ 2	□ 9

g1. 请具体说明：____________________

D04. 在过去的12个月内，您是否看过病？

是 ………… □ 1
否 ………… □ 2 →**跳至** D08
拒绝回答 ………… □ 9 →**跳至** D08

D05. 在过去的12个月内，您看过几次病？ 1~2次、3~5次或者6次及以上？

1~2次 ………… □ 1
3~5次 ………… □ 2
6次及以上 ………… □ 3
拒绝回答 ………… □ 9

D06. 在过去12个月内看病时，医务人员有没有问过您是否吸烟？

是 ………… □ 1
否 ………… □ 2 →**跳至** D08
拒绝回答 ………… □ 9 →**跳至** D08

D07. 在过去12个月内看病时，医务人员是否有建议您戒烟？

是 ………… □ 1
否 ………… □ 2
拒绝回答 ………… □ 9

D08. 下面哪个选项最符合您关于戒烟的想法？我准备在 1 个月内戒烟；我考虑在 12 个月内戒烟；我会戒烟，但不会在 12 个月内；我不想戒烟？

我准备在 1 个月内戒烟 ………………………… □ 1
我考虑在 12 个月内戒烟 ………………………… □ 2
我会戒烟，但不会在 12 个月内 ………………… □ 3
我不想戒烟 ……………………………………… □ 4
不知道 …………………………………………… □ 7
拒绝回答 ………………………………………… □ 9

第 E 部分　二手烟

E01. 现在，我要问您一些关于在各种场所吸烟的问题。
以下哪个选项最符合关于在您家室内吸烟的规定：允许吸烟；一般不允许吸烟，但偶尔有例外；不允许吸烟，或没有关于吸烟的规定？

允许吸烟 ………………………………………… □ 1
一般不允许吸烟，但偶尔有例外 ………………… □ 2
不允许吸烟 ……………………………………… □ 3 →**跳至 E04**
没有关于吸烟的规定 …………………………… □ 4 →**跳至 E03**
不知道 …………………………………………… □ 7 →**跳至 E03**
拒绝回答 ………………………………………… □ 9 →**跳至 E03**

E02. 在您家里是否每个房间都允许吸烟？

是 ………………………………………………… □ 1
否 ………………………………………………… □ 2
不知道 …………………………………………… □ 7
拒绝回答 ………………………………………… □ 9

E03. 一般多久会有人(包括您自己)在您家室内吸烟？每天有、每周有、每月有、不是每个月都有、或从没有？

每天 ……………………………………………… □ 1
每周 ……………………………………………… □ 2
每月 ……………………………………………… □ 3
不是每个月都有 ………………………………… □ 4
从没有 …………………………………………… □ 5
不知道 …………………………………………… □ 7
拒绝回答 ………………………………………… □ 9

E04. 您的工作场所在家里吗？

工作地点不在家里 ……………………………… □ 1

工作地点在家里 / 不工作 …………………………… □ 2 →**跳至** E09
拒绝回答 ……………………………………………… □ 9 →**跳至** E09

E05. 您一般是在室内工作还是在室外工作?
室内 …………………………………………………… □ 1 →**跳至** E07
室外 …………………………………………………… □ 2
都有 …………………………………………………… □ 3 →**跳至** E07
拒绝回答 ……………………………………………… □ 9

E06. 您工作的地方是否有室内的场所?
是 ……………………………………………………… □ 1
否 ……………………………………………………… □ 2 →**跳至** E09
不知道 ………………………………………………… □ 7 →**跳至** E09
拒绝回答 ……………………………………………… □ 9 →**跳至** E09

E07. 下面哪个选项最符合您所在的工作地点关于室内吸烟的规定:任何地方都允许吸烟、仅在部分室内区域允许吸烟、所有室内区域都不允许吸烟、没有关于室内吸烟的规定。
任何地方都允许吸烟 ………………………………… □ 1
仅在部分室内区域允许吸烟 ………………………… □ 2
所有室内区域都不允许吸烟 ………………………… □ 3
没有关于室内吸烟的规定 …………………………… □ 4
不知道 ………………………………………………… □ 7
拒绝回答 ……………………………………………… □ 9

E08. 在过去的 30 天内,在您工作的室内区域是否有人(包括您自己)吸烟?
[如果调查对象在他工作的室内区域看到有人吸烟或闻到烟味,他应该回答"是"。这个问题问的是四周有墙包围的室内区域,而不是室外(比如楼外的庭院)。]
是 ……………………………………………………… □ 1
否 ……………………………………………………… □ 2
不知道 ………………………………………………… □ 7
拒绝回答 ……………………………………………… □ 9

E08a. [仅在 E08= "是"时使用]
一般多久会有人(包括您自己)在您工作的室内场所吸烟? 每天有、每周有、每月有、不是每月有?
每天 …………………………………………………… □ 1
每周 …………………………………………………… □ 2
每月 …………………………………………………… □ 3
不是每月都有 ………………………………………… □ 4
不知道 ………………………………………………… □ 7
拒绝回答 ……………………………………………… □ 9

E09. 在过去 30 天内,您是否去过政府大楼或政府办公室(专指公务员办公的地方)?

是 ……………………………………………………… □ 1
否 ……………………………………………………… □ 2 →**跳至 E11**
不知道 ………………………………………………… □ 7 →**跳至 E11**
拒绝回答 ……………………………………………… □ 9 →**跳至 E11**

E10. 在那儿是否有人(包括您自己)在室内吸烟?

[如果调查对象在所询问场所内部看到有人吸烟或闻到烟味,他应该回答"是"。这个问题问的是四周有墙包围的室内区域,而不是室外(比如楼外的庭院)。]

是 ……………………………………………………… □ 1
否 ……………………………………………………… □ 2
不知道 ………………………………………………… □ 7
拒绝回答 ……………………………………………… □ 9

E11. 在过去 30 天内,您是否去过医疗卫生机构?

是 ……………………………………………………… □ 1
否 ……………………………………………………… □ 2 →**跳至 E13**
不知道 ………………………………………………… □ 7 →**跳至 E13**
拒绝回答 ……………………………………………… □ 9→ **跳至 E13**

E12. 在那儿是否有人(包括您自己)在室内吸烟?

[如果调查对象在所询问场所内部看到有人吸烟或闻到烟味,他应该回答"是"。这个问题问的是四周有墙包围的室内区域,而不是室外(比如楼外的庭院)。]

是 ……………………………………………………… □ 1
否 ……………………………………………………… □ 2
不知道 ………………………………………………… □ 7
拒绝回答 ……………………………………………… □ 9

E13. 在过去 30 天内,您是否去过餐馆?

是 ……………………………………………………… □ 1
否 ……………………………………………………… □ 2→ **跳至 E25**
不知道 ………………………………………………… □ 7→ **跳至 E25**
拒绝回答 ……………………………………………… □ 9→ **跳至 E25**

E14. 在那儿是否有人(包括您自己)在室内吸烟?

[如果调查对象在所询问场所内部看到有人吸烟或闻到烟味,他应该回答"是"。这个问题问的是四周有墙包围的室内区域,而不是室外(比如楼外的庭院)。]

是 ……………………………………………………… □ 1
否 ……………………………………………………… □ 2
不知道 ………………………………………………… □ 7

拒绝回答 ………………………………………… □ 9

E25. 在过去的 30 天内，您是否去过酒吧、KTV、夜总会等娱乐场所？

是 ………………………………………………… □ 1

否 ………………………………………………… □ 2 →**跳过 EE15**

不知道 ……………………………………………… □ 7 →**跳过 EE15**

拒绝回答 ………………………………………… □ 9 →**跳过 EE15**

E26. 那儿是否有人（包括您自己）在室内吸烟？

[如果调查对象在所询问场所内部看到有人吸烟或闻到烟味，他应该回答“是”。这个问题问的是四周有墙包围的室内区域，而不是室外（比如楼外的庭院）。]

是 ………………………………………………… □ 1

否 ………………………………………………… □ 2

不知道 ……………………………………………… □ 7

拒绝回答 ………………………………………… □ 9

EE15. 在过去 30 天内，您是否乘坐过出租车？

是 ………………………………………………… □ 1

否 ………………………………………………… □ 2 →**跳至 E15**

不知道 ……………………………………………… □ 7 →**跳至 E15**

拒绝回答 ………………………………………… □ 9 →**跳至 E15**

EE16. 您乘坐该出租车时，车上是否有人（包括您自己）吸烟？

[如果调查对象在所询问场所内部看到有人吸烟或闻到烟味，他应该回答“是”。这个问题问的是四周有墙包围的室内区域，而不是室外（比如楼外的庭院）。]

是 ………………………………………………… □ 1

否 ………………………………………………… □ 2

不知道 ……………………………………………… □ 7

拒绝回答 ………………………………………… □ 9

E15. 在过去 30 天内，您是否乘坐过任何公共交通工具（不包括出租车）？

是 ………………………………………………… □ 1

否 ………………………………………………… □ 2 →**跳至 E21**

不知道 ……………………………………………… □ 7 →**跳至 E21**

拒绝回答 ………………………………………… □ 9 →**跳至 E21**

E16. 您乘坐的公共交通工具上是否有人（包括您自己）吸烟？

[如果调查对象在所询问场所内部看到有人吸烟或闻到烟味，他应该回答“是”。这个问题问的是四周有墙包围的室内区域，而不是室外（比如楼外的庭院）。]

是 ………………………………………………… □ 1

否 ………………………………………………………… □ 2
不知道 ……………………………………………………… □ 7
拒绝回答 …………………………………………………… □ 9

E21. 在过去 30 天内,您是否去过任何大学?
是 ………………………………………………………… □ 1
否 ………………………………………………………… □ 2 →**跳至 E19**
不知道 ……………………………………………………… □ 7 →**跳至 E19**
拒绝回答 …………………………………………………… □ 9 →**跳至 E19**

E22. 在那儿是否有人(包括您自己)在室内吸烟?
[如果调查对象在所询问场所内部看到有人吸烟或闻到烟味,他应该回答“是”。这个问题问的是四周有墙包围的室内区域,而不是室外(比如楼外的庭院)。]
是 ………………………………………………………… □ 1
否 ………………………………………………………… □ 2
不知道 ……………………………………………………… □ 7
拒绝回答 …………………………………………………… □ 9

E19. 在过去 30 天内,您是否去过任何中学、小学(包括中专、职高等)?
是 ………………………………………………………… □ 1
否 ………………………………………………………… □ 2 →**跳至 E27**
不知道 ……………………………………………………… □ 7 →**跳至 E27**
拒绝回答 …………………………………………………… □ 9 →**跳至 E27**

E20. 在那儿是否有人(包括您自己)在室内 / 室外吸烟?
[如果调查对象在所询问场所内部看到有人吸烟或闻到烟味,他应该回答“是”。这个问题问的是四周有墙包围的室内区域,而不是室外(比如楼外的庭院)。]
是 ………………………………………………………… □ 1
否 ………………………………………………………… □ 2
不知道 ……………………………………………………… □ 7
拒绝回答 …………………………………………………… □ 9

E27. 在过去的 30 天内,您是否去过西餐厅、咖啡店或茶馆?
是 ………………………………………………………… □ 1
否 ………………………………………………………… □ 2 →**跳至 EE31**
不知道 ……………………………………………………… □ 7 →**跳至 EE31**
拒绝回答 …………………………………………………… □ 9 →**跳至 EE31**

E28. 在那儿是否有人(包括您自己)在室内吸烟?
[如果调查对象在所询问场所内部看到有人吸烟或闻到烟味,他应该回答“是”。这个问题问的是四周有

墙包围的室内区域，而不是室外（比如楼外的庭院）。]

是 ………………………………………………… □ 1
否 ………………………………………………… □ 2
不知道 ……………………………………………… □ 7
拒绝回答 …………………………………………… □ 9

EE31. 在过去的 30 天内，您是否去过网吧？

是 ………………………………………………… □ 1
否 ………………………………………………… □ 2 →**跳至 EE20**
不知道 ……………………………………………… □ 7 →**跳至 EE20**
拒绝回答 …………………………………………… □ 9 →**跳至 EE20**

EE32. 在那儿是否有人（包括您自己）在室内吸烟？

[如果调查对象在所询问场所内部看到有人吸烟或闻到烟味，他应该回答“是”。这个问题问的是四周有墙包围的室内区域，而不是室外（比如楼外的庭院）。]

是 ………………………………………………… □ 1
否 ………………………………………………… □ 2
不知道 ……………………………………………… □ 7
拒绝回答 …………………………………………… □ 9

EE20：[仅在 B01= “3”时使用]

通常情况下，每周您接触到有人吸烟（二手烟）的天数有多少？几乎每天，平均每周有 4~6 天，平均每周 1~3 天，或没有？

几乎每天 □ 1
平均每周有 4~6 天 □ 2
平均每周有 1~3 天 □ 3
没有 □ 4
不知道 □ 7
拒绝回答 □ 9

E17. 据您所知，吸入二手烟是否会使不吸烟的人患上严重疾病？

是 ………………………………………………… □ 1
否 ………………………………………………… □ 2
不知道 ……………………………………………… □ 7
拒绝回答 …………………………………………… □ 9

E18. 据您所知，吸入二手烟是否会引起下列疾病？

	是	否	不知道	拒绝回答
a. 成人心脏疾病？……	□ 1	□ 2	□ 7	□ 9
b. 儿童肺部疾病？……	□ 1	□ 2	□ 7	□ 9

c. 成人肺癌？…… □ 1　□ 2　□ 7　□ 9

E29. 您认为在下列公共场所的室内区域应不应该允许吸烟？

	应该允许吸烟	不应该允许吸烟	不知道	拒绝回答
	▼	▼	▼	▼
a. 医院	□ 1	□ 2	□ 7	□ 9
b. 工作场所	□ 1	□ 2	□ 7	□ 9
c. 餐馆	□ 1	□ 2	□ 7	□ 9
d. 酒吧、KTV、夜总会等娱乐场所	□ 1	□ 2	□ 7	□ 9
e. 大学	□ 1	□ 2	□ 7	□ 9
f. 中小学(包括中专、职高等)	□ 1	□ 2	□ 7	□ 9
g. 出租车	□ 1	□ 2	□ 7	□ 9
h. 公共交通工具	□ 1	□ 2	□ 7	□ 9

第 F 部分　经济——卷烟

如果 B01=1 或 2［调查对象现在每天吸烟或偶尔吸烟］
同时
［B06a 或 B10a］>0 并且≤888［调查对象吸卷烟］
那么，继续问本部分问题
否则，跳至下一部分问题

F01a. 下面几个问题是关于您最近一次买卷烟给自己抽的情况。

您最近一次买卷烟给自己抽时，是按支、按包、按条还是按其他单位买？

支	□ 1
包	□ 2
条	□ 3
其他单位(具体说明)________)	□ 4 → F01c.［具体单位］.______________
从未买过卷烟	□ 5→ **跳至下一部分**
拒绝回答	□ 9→ **跳至** F04

F01b. 您最近一次买卷烟给自己抽时，买了多少［(支 / 盒 / 条 / 其他 {F01c})］？

［**如果** F01a=1，**跳至** F02］
［**如果** F01a=2，**跳至** F01dPack］
［**如果** F01a=3，**跳至** F01dCart］
［**如果** F01a=4，**跳至** F01dOther］

F01dPack. 每一包卷烟包括多少支？ 10 支、20 支还是其他数目？

10 ………………………………………………… □ 1

20 ………………………………………………… □ 2

其他数目 ……………………………………… □ 7 → F01dPackA. 具体说明：____________

拒绝回答 ……………………………………… □ 9

[**跳至 F02**]

F01dCart. 每一条卷烟包括多少支？ 100、200 还是其他数目？

100 ………………………………………………… □ 1

200 ………………………………………………… □ 2

其他数目 ……………………………………… □ 7 → F01dCartA. 具体说明：____________

拒绝回答 ……………………………………… □ 9

[**跳至 F02**]

F01dOther. 每 {F01c} 卷烟包括多少支？

[如果拒答，输入 999]

F02. 最后一次买卷烟您一共花了多少钱（单位：元）？

[如果不知道或拒答，输入 9999]

*[**范围：1~9998**]*

F04. 您最近一次给自己买卷烟抽是在哪儿买的？

户外杂货亭 / 加油站 / 便利店 □ 1

免税商店 □ 2

酒吧 / 娱乐场所 □ 3

烟草专营店 / 烟酒专营店 □ 4

网上购物 □ 5

旅馆 □ 6

商店 / 超市 □ 7

街边小贩 □ 8

自动售货机 □ 9

国外 □ 10

其他 □ 11 F04a 具体说明：____________

不记得 □ 77

拒绝回答 □ 99

FF5. 最近一次买卷烟给自己抽时,您买的卷烟种类是:

	是 ▼	否 ▼	不知道 ▼	拒绝回答 ▼
A. 细支卷烟	□1	□2	□7	□9
B. 是否有过滤嘴	□1	□2	□7	□9
C. 低焦油卷烟	□1	□2	□7	□9
D. 薄荷口味的卷烟	□1	□2	□7	□9
E. 中草药卷烟	□1	□2	□7	□9
F. 水果口味的卷烟	□1	□2	□7	□9

第 G 部分　媒体

G01 简介. 下面几个问题是关于您在过去 30 天内接触的媒体和广告。

G01. 在过去的 30 天内,您是否在下列地方看到过关于吸烟危害或者鼓励人们戒烟的信息?

	是 ▼	否 ▼	不适用 ▼	拒绝回答 ▼
a. 报纸或杂志	□1	□2	□7	□9
b. 电视	□1	□2	□7	□9
c. 广播	□1	□2	□7	□9
d. 广告牌	□1	□2	□7	□9
d2. 宣传栏	□1	□2	□7	□9
d3. 海报或者宣传印刷品	□1	□2	□7	□9
d1. 互联网	□1	□2	□7	□9
e. 其他地方	□1	□2		□9

［不包括卷烟包装上的健康警示］

括卷烟包装上请具体说明________________

G02. 在过去 30 天内,您是否看到过卷烟包装上的健康警示?

是 ………………………… □1

否 ………………………… □2 →**跳至** GG1

没见过任何卷烟盒 ………………… □3 →**跳至** GG1

拒绝回答 ………………………… □9 →**跳至** GG1

G03. ［**本题要求 B01=1 或者 2,否则跳至 GG1**］

在过去 30 天内,您是否因卷烟包装上的健康警示而考虑过戒烟?

是 ………………………… □1

否 ………………………… □2

不知道 ………………………………………………… □ 7
拒绝回答 ……………………………………………… □ 9

GG1. 下面我将向您展示一张卷烟包装上的健康警示图片。
[调查员:向调查对象出示印有图形警示的卷烟包装,然后询问]

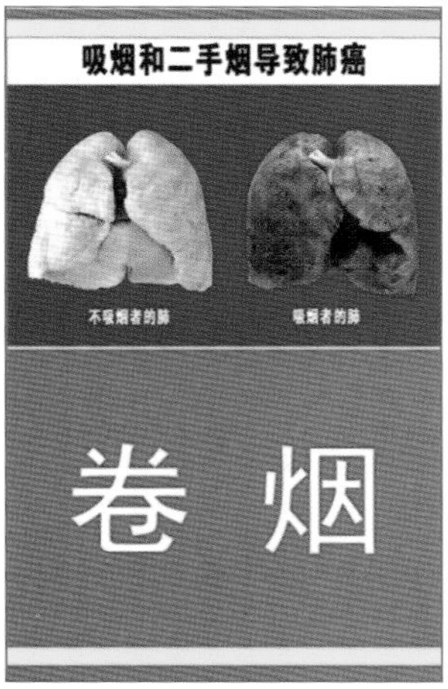

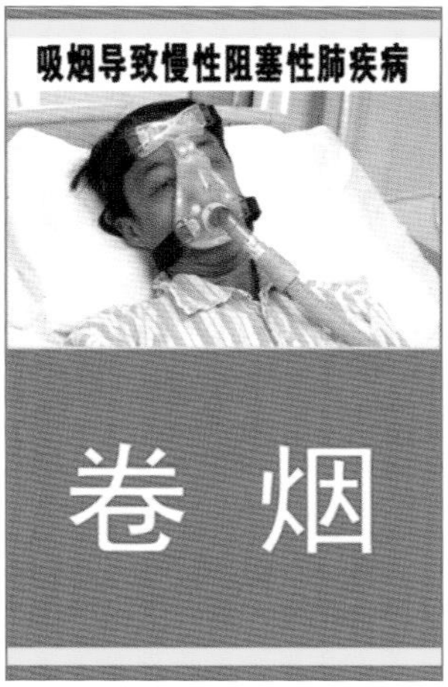

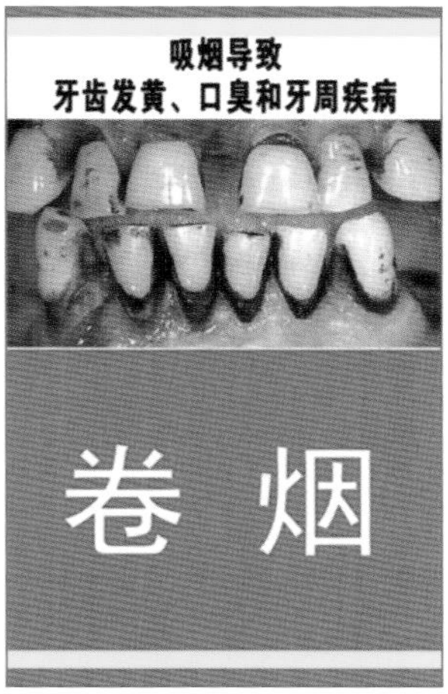

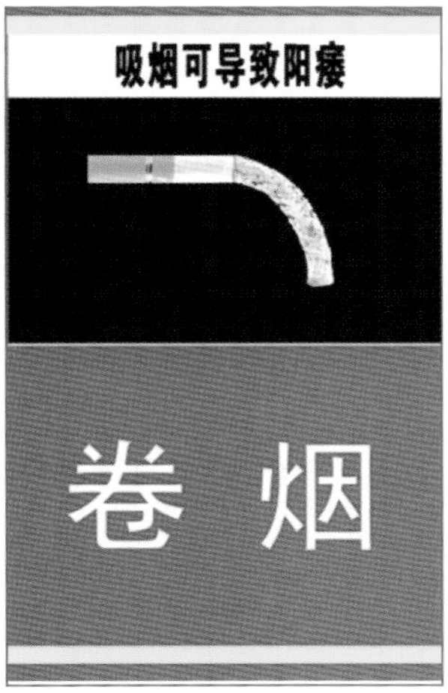

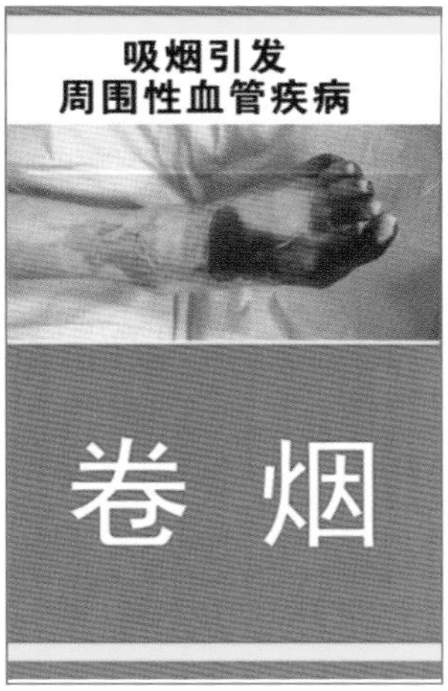

GG1a. [本题要求 B01=1 或者 2,否则跳至 GG1b]
如果看到卷烟包装上有这样的健康警示,您是否会考虑戒烟?

是	□ 1
否	□ 2
不知道	□ 7
拒绝回答	□ 9

GG1b. 您是否支持卷烟包装上印制这样的警示图片?

是	□ 1
否	□ 2
不知道	□ 7
拒绝回答	□ 9

G04. 在过去 30 天内,您是否在下列这些地方看到过推销卷烟的广告或标志?

	是	否	不适用	拒绝回答
a. 销售卷烟的商店	□ 1	□ 2	□ 7	□ 9
b. 电视	□ 1	□ 2	□ 7	□ 9
c. 广播	□ 1	□ 2	□ 7	□ 9
d. 广告牌	□ 1	□ 2	□ 7	□ 9
e. 海报或者宣传印刷品	□ 1	□ 2	□ 7	□ 9
f. 报纸或杂志	□ 1	□ 2	□ 7	□ 9
g. 电影院	□ 1	□ 2	□ 7	□ 9
h. 互联网	□ 1	□ 2	□ 7	□ 9
i. 公共交通工具或站台	□ 1	□ 2	□ 7	□ 9
j. 公共场所墙体广告	□ 1	□ 2	□ 7	□ 9
k. 其他地方	□ 1	□ 2		□ 9

RMCHEC 请具体说明:________________

G05. 在过去 30 天内,您是否看到过与卷烟品牌或卷烟企业相关的体育活动或赛事?

是 …………………………………… □ 1
否 …………………………………… □ 2
不知道 ……………………………… □ 7
拒绝回答 …………………………… □ 9

GG05. 在过去 30 天内,您是否在社区里看到与卷烟品牌或卷烟企业有关的宣传或现场活动?

是 …………………………………… □ 1
否 …………………………………… □ 2
不知道 ……………………………… □ 7
拒绝回答 …………………………… □ 9

G06. 在过去 30 天内,您是否看到以下类型的卷烟促销活动?

	是	否	不知道	拒绝回答
a. 免费卷烟样品	□ 1	□ 2	□ 7	□ 9
b. 卷烟价格折扣	□ 1	□ 2	□ 7	□ 9
c. 卷烟优惠券	□ 1	□ 2	□ 7	□ 9
d. 买卷烟时提供的免费礼品或其他产品优惠	□ 1	□ 2	□ 7	□ 9
e. 印有卷烟品牌名称或标志的衣服或其他物品	□ 1	□ 2	□ 7	□ 9
f. 信件形式的促销活动(不包括电子邮件)	□ 1	□ 2	□ 7	□ 9
g. 按支销售的卷烟	□ 1	□ 2	□ 7	□ 9

GG2. 在过去 30 天内，您是否在电视、录像、视频或者电影中看到有人吸烟？

是 …………………………………………………… □ 1

否 …………………………………………………… □ 2

不知道 ……………………………………………… □ 7

拒绝回答 …………………………………………… □ 9

第 H 部分　知识、态度和认识

H01. 接下来的问题与吸烟有关。

据您所知，吸烟会引起严重疾病吗？

是 …………………………………………………… □ 1

否 …………………………………………………… □ 2

不知道 ……………………………………………… □ 7

拒绝回答 …………………………………………… □ 9

H02. 据您所知，吸烟是否会引起以下疾病？

	是 ▼	否 ▼	不知道 ▼	拒绝回答 ▼
a. 中风（脑卒中、脑血栓，可引起瘫痪）	□ 1	□ 2	□ 7	□ 9
b. 心脏病	□ 1	□ 2	□ 7	□ 9
c. 肺癌	□ 1	□ 2	□ 7	□ 9
d. 阳痿（阴茎勃起障碍）	□ 1	□ 2	□ 7	□ 9

HC1. 您认为低焦油的卷烟比一般的卷烟危害小，危害差不多，还是危害大？

比一般卷烟危害小 ………………………………… □ 1

和一般卷烟危害差不多 …………………………… □ 2

比一般卷烟危害更大 ……………………………… □ 3

不知道 ……………………………………………… □ 7

拒绝回答 …………………………………………… □ 9

HC2. 您是否赞成提高卷烟烟税（提高卷烟零售价格）？

是　□ 1

否　□ 2

不知道 / 无所谓　□ 7

拒绝回答　□ 9

HC3. 如果卷烟税收增加，您是否同意将部分税收用于控烟工作（例如用于戒烟服务和警示公众烟草危害）？

是　□ 1

否 □ 2
不知道 / 无所谓 □ 7
拒绝回答 □ 9

HC4. 如果卷烟税收增加，您是否同意将部分税收用于支付医疗保险费用？
是 □ 1
否 □ 2
不知道 / 无所谓 □ 7
拒绝回答 □ 9

结束个人问卷调查

100. 我们的问题就这么多了。非常感谢您参与这次重要的调查活动。

102. [调查笔记]

附录2　2018年中国成人烟草调查现场工作人员名单

北京市

徐露婷　齐　力

西城区

王志华　刘宇春　张　悦

朝阳区

孙晓凡　李彦宏　姜思烽

天津市

王　刚　詹芳芳　吴建全

红桥区

任佳林　张　颖　张世婧

河北省

张海容　贺　蕾　于　飞

裕华区

刘婷婷　甘知昊　张幸岩

行唐县

胡　斌　李渊博　张吉敏

开平区

于海兵　张立霞　孙长志

丰润区

马艳军　徐玉生　么大文

涉县

李晓平　刘保英　谢睿韬

徐水县

周　升　贾艳青　张学文

高碑店市

王艳玲　米　鹏　潘顺光

沽源县

陈建东　张爱芳

献县

张占东　刘　成　殷广恒

山西省

王　鑫　荣　曼

迎泽区

张丽萍　宋淑慧　张叶静

尖草坪区

张天凤　王艳玲　陈国忠

万柏林区

王　莉　韩　英　吕晋生　刘仙梅

古交市

杨铁链　阴国平

阳城县

茹章社　薛引蒲　原淑娟　原　斌

高平市

秦俊芳　高小林　张国祥

盐湖区

韩文婷　姚亚鹏　张夏莉

文水县

要艳花　陈松娥　夏进怀

内蒙古自治区

张兹钰　张显娟　张雪佳

土默特左旗

尚　丹　程水英　徐胜利

海勃湾区

贺　钰　周　鸿　周翠英

松山区

郑志刚　程秀梅　李淑华

二连浩特市

孙秀娟　康振祥　夏　功

辽宁省

章建时　孙立明

于洪区

孙　莉　潘元媛　徐丽娜　董文龙　刘金岩

瓦房店市

韩忠辉　孙志全　张　廷

元宝区

张晶睿　闫　斐　郭　坤

东港市

单晓颖　秦证翘　高惠春

西市区

孙　颖　汪文辉　周小凤

吉林省

狄柏涛　李文玲　张世怡

九台市
李佳潼　李明成　王　旭
德惠市
齐　微　张洋洋
丰满区
张　玲　贾春迪　周　岩
双辽市
王　伟　国铁志　张　贺
宁江区
张洪磊　杜会杰　肖　遥
洮南市
王　红　王晓光　史宇宏
黑龙江省
徐子良　姜琳琳　杜学博
呼兰区
李文新 姜海亮　纪　蕊
龙江县
程大雷 高国景　朱　君
南山区
宋　杰　姜冰尧　王　欢
北林区
彭　崇　关治平　崔秀波
兰西县
张洪娟　王艳艳　王春锋
上海市
陈　德　王　剑　续　琨
徐汇区
耿鸿鹄　王　军　曾淑君
闵行区
张丹凤　沈红英　栾　晶
宝山区
冯　飞　焦守超　倪　骋
浦东新区
唐爱军　张　民　吴　倩
松江区
陈　芳　卫　燕　奚　超
江苏省
曲　晨　何　楚　毛　涛
鼓楼区
陈旭鹏　刘云云　张浩宇　陈　伟
江宁区
朱静文　佘春花　贾秋萍
鼓楼区
佘金玲　时　慧　王文余
武进区
孙　芸　郑　旭　施　萍　钱　琴
常熟市
姚　芳　武雪伟　孟季盛　章之言
海州区
孟　曼　魏文卓　徐　宁　邓鑫鑫
淮阴区
刘卫东　周　爽　袁家静　蔡　勤
涟水县
楚　伟　严华东　张军成
丹阳市
张　阳　范惠琴　曾　华　蒋艳芳
兴化市
虞　皓　唐寅春　姜正才　邹柏龙
泰兴市
张春平　钱红坚　常　军
浙江省
陈赫妮　徐　越
下城区
周伟洁　李雅轩　赵舒薇
西湖区
许　俊　裴广军　倪　秀
鄞州区
王小仙　尤哲龈　周赛妮
苍南县
章芳芳　韩巧巧　缪小苗
海盐县
郑　通　田佳妮　莫晨霞
越城区
叶玮瑜　尉　彤　孟　标
嵊州市
苗文利　周子健　叶丹霞
衢江区
宋　静　张红花　祝益华
安徽省
洪　涛　曹　敏　朱　冰

长丰县

闫东升　陶余兆　李　梅

三山区

张　丽　鲁良庆　钱晓俊

铜官山区

陆克平　孙希望　刘玉珠　刘晓岚

怀宁县

查　琰　江　霞　任　芳

定远县

刘晓蕊　马　娣　李开梅

明光市

蔡　勇　侯从勇　卢政江

颍泉区

徐玲玲　徐慧欣　李　勇

含山县

蔡胜军　尹永旺　周小刚

福建省

卞坚强　路瑞芳　陈梅兰

仓山区

陈美格　黄莉莉　涂开荣

闽侯县

吴贤钰　刘伯诚　陈仰奇

福清市

陈小兰　陈　豪　陈丽萍

荔城区

范国强　李惠萍　阮海花

三元区

肖　娜　许兴湘　林建南

永安市

杨永华　管永好　李捡福

泉港区

刘维芬　林亚燕　余嫣然

松溪县

李丽花　黄锦秀　李　峰

江西省

许乐为　王乃博　刘小兵

贵溪市

汪样军　王海房　祝建军

兴国县

张运宇　陈显栋　吕敬军

袁州区

付　亮　易　镔　王　斐

黎川县

黄远龙　李　坚　温巧梅

山东省

陈仁友　胡　毅　尹龙龙

崂山区

李晓丽　陈　阳　陆舍予

李沧区

纪春婷　杨世康　魏　娜

平度市

常兴华　郭　栋　张永欣

高青县

高冬冬　何　健　李　玲

福山区

邢月梅　赵　芳　胡志强

安丘市

李传信　张中梁　刘学飞

荣成市

蔡　婧　盛秀娜　龙　霞

莱城区

吕　静　张　伟　张文勇

费县

韩玲玲　王艳平　马福英

乐陵市

苏玉阁　石秀荣　杜　敏

郓城县

武国娟　陈德冠　丁永霞

东明县

刘建国　王中华　商冠群

河南省

王卫峰

荥阳市

张军芳　江吕玮　冯　滨

西工区

曾大红　刘永宽　王　哲

鲁山县

王一博　史三霞　赵洁琼

安阳县

张俊霞　王振静　马凤玲

魏都区

李　冰　郝欢欢　张军杰

许昌县

丁　阳　赵　杰　谢海燕

鄢陵县

王洪兵　袁　辉　罗　娟

邓州市

时海洋　李世明　李云峰

柘城县

孙亚涛　王满意　李　威

沈丘县

王振远　张　玉　刘丹丹

淮阳县

刘　涛　许　炎　黄玲玲

驿城区

王金燕　张　永　雷　霞

湖北省

罗　彦　黄希骥　卞晨阳

东西湖区

黄　预　刘华华　杨　莹

蔡甸区

陈艳玲　肖　柳　杨微微

新洲区

许必祥　陈礼刚　任　莹

大冶市

马佳妮　侯安泽　刘　静

襄阳区

王淑芳　潘培生　刘光定

鄂城区

彭晓芳　邱志祥　江光荣

应城市

李红华　陈会芳　徐锦军

崇阳县

廖　志　熊翼志　程　勉

赤壁市

吴　凡　邱系文　游伟琼

湖南省

王红艳　蒋兴勇　齐　瑛

开福区

胡敬强　侯玉芳　邓俊玲

攸县

陈剑波　丁　香　董新豪

湘潭县

张伙权　朱意能　朱崇娟　孙雄鹰　范怀中

绥宁县

周志涛　唐红钰　刘国平

岳阳楼区

陈寒梅　任　祥　喻　晗

鼎城区

何　丹　陈　宸　伍建军

资阳区

张祝芬　唐桂云　高以文

沅江市

谢　进　何　宇　刘文峰

祁阳县

刘　俊　桂溢武　王丽红　徐　俊　陈　新

宁远县

郑　均　欧阳琳　乐玉娟　李　琰　郑　浩

冷水江市

段志良　蒋　韬　胡志文

广东省

林　丰　林彩红　叶少英

海珠区

崔燕开　蔡玉冰　钟　微

白云区

潘永恒　陈晓燕　李　静

番禺区

孔凤婷　庞　帅　陈瑞华

福田区

赵玉薇　何国娥　张公胜

宝安区

江仰佳　彭丹桂　曾梅新

濠江区

陈宇杰　罗泽奇　陈武青

顺德区

陈晓君　罗嘉华　欧阳锦恩

蓬江区

容美珍　方　莉　尹雅敏

雷州市

林文俊　吴福建　陈厚东

惠城区

邓顺华　刘运鑫　陈叙娜

惠阳区

曾雅师　黄岸达　曾伟丽

兴宁市

陈美娟　林兴华　李钟灵

清城区

罗剑赋　黄艳玲　陈永兴

东莞市市辖区

庾进维　万一帆　黄健玲

普宁市

罗泽臻　陈进旭　邱伟南

广西壮族自治区

杨小春　梁　胜　吴凯丽

青秀区

覃湘婷　赵玉色　赵舒媛

武鸣县

黄翠惠　杨　牧　谢　维

马山县

周泫杉　唐慧春　韦淑珍

象山区

黄献超　唐　雯　郭艳玲

岑溪市

李　勇　李承明　霍婉宁

钦南区

黄　洁　李晓玲　周　霞

博白县

梁富淞　邓　朗　蔡凤清

南丹县

龙永财　冉光臣　莫利东

海南省

高　颖　王莉莉　庄焰林

琼山区

周天敏　冯海燕　杜国优　林小燕

重庆市

秦　天　代佳男　李京芙

北碚区

陈　洁　周　岚　官申利

永川区

于　洁　陈　燕　蔡明玲

南川区

赵　辉　陆德华　罗鑫垚

潼南县

蒋梦瑶　张　俊　王　建

武隆县

张文建　冯　静　龙　伟

四川省

刘兆炜　张银燕　王思凌

锦江区

罗　敏　宋羽婷　赵佳雪

金牛区

胡雪梅　曾　平　曾海宁

成华区

喻　慧　王　丽　苏　露

新都区

蒋　宵　林德园　周甜甜

双流区

史小玉　黄　莉　黄岚岚

蒲江县

杨　敏　马　玲　曾　智

旌阳区

王诗林　易慧玲　董祖辉

三台县

范美丹　赵　琼　王　燕

高坪区

阳大春　周　波　余豪杰

翠屏区

肖太芳　黄屏忠　张　平

宜宾县

贾　琼　谢佳珉　周　刘

屏山县

周嘉园　骆小同　田　府

巴州区

廖春艳　张　辉　贺广勇

乐至县

冉　玲　邓仕文　罗大平

贵州省

张人华　喻　浩　李洪彦

钟山区

李　玲　赵艳肖　晏红梅

盘州市

何 鑫 李卜云 杨 睿

红花岗区

喻远梅 刘远刚 向 炼

铜仁市

姚文静 胡七方 彭 杨

金沙县

周银灿 钟守江 苏 梅

都匀市

金 彬 岑威海 顾国业

云南省

张寒蕾 刀永梅 罗欣萍

西山区

杨秋芳 母娇艳 吴莉萍

双柏县

瞿晓芳 李仙兰 杨兆寿

禄丰县

张 蓉 毕宏艳 毕志梅

马关县

苏忠才 董相祥 杨友明

西藏自治区

巴拉卓玛 拉 布 罗桑旺堆 卓玛次仁

城关区

土登杰灿 次仁旺拉 旦增多吉
西洛玉珍 唐小君

陕西省

赵红旗 李颖林

新城区

刘 静 郝南南 杨 英

耀州区

宋娟妮 李 露 吕战胜

渭滨区

田宏兵 赵军艳 王 博

岐山县

王伟刚 刘利利 陈宏涛

扶风县

李云丽 王秋红 任宏斌

三原县

王 梦 蔺小凤 翟 粉

兴平市

赵昌锋 任引俊 丁 佳

商州区

任雪娜 曹 东 袁丹龙

甘肃省

韦国峰 张 琪

靖远县

白富敏 冯新昱 王丽萍

秦州区

魏江锋 赵 洁 郭 燕

礼县

贾 刚 赵亚峰 赵建军 郑 博 赵少平
张海石

青海省

星 敏 张 琳 杨 黎

城西区

郭蒙蒙 李清林 刘 磊

民和回族土族自治县

乔生忠 张学强 桑生华

宁夏回族自治区

贺 琪 贺宝福 崔 鹏

利通区

黎艳芳 马 珊 王会珍 莫 甜 马月琴
朱 涛

新疆维吾尔自治区

李芳芳 玛依拉·胡达拜尔地
玛依拉·麦麦提艾力

沙依巴克区

张 莉 游良英 祁 玲

头屯河区

戴景荣 王龙双 曹 玲

鄯善县

沙热汗·司义提 帕丽旦·吐尔逊 墨祥敏

莎车县

帕提玛·纳曼 布麦尔依木·依提
吐尔买买提

附　　表

表 3-1　城市和农村被抽中家庭和个人样本量、比例分布以及应答率(未加权)

	居住地				合计	
	城市		农村			
	样本量	百分率	样本量	百分率	样本量	百分率
被抽中家庭						
完成(HC)	11 177	82.8	8 463	77.9	19 640	80.6
完成 - 无符合标准者(HCNE)	0	0.0	0	0.0	0	0.0
未完成(HINC)	17	0.1	9	0.1	26	0.1
无筛选对象(HNS)	7	0.1	4	0.0	11	0.0
无人在家(HNH)	490	3.6	313	2.9	803	3.3
拒绝调查(HR)	282	2.1	131	1.2	413	1.7
无人居住(HUO)	1 490	11.0	1 703	15.7	3 193	13.1
地址非住户(HAND)	0	0.0	0	0.0	0	0.0
其他[1](HO)	37	0.3	247	2.3	284	1.2
被抽中家庭总数	13 500	100	10 870	100	24 370	100
家庭应答率(HRR)[2]/ %	93.1%		92.3%		92.7%	
被抽中个人						
完成(PC)	11 023	98.6	8 353	98.7	19 376	98.7
未完成(PINC)	4	0.0	5	0.1	9	0.0
不符合入选标准(PNE)	5	0.0	0	0.0	5	0.0
不在家(PNH)	45	0.4	33	0.4	78	0.4
拒绝调查(PR)	46	0.4	22	0.3	68	0.3
无能力参加调查(PI)	48	0.4	47	0.6	95	0.5
其他[1](PO)	6	0.1	3	0.0	9	0.0
被抽中个人总数	11 177	100	8 463	100	19 640	100
个人应答率(PRR)[3]/ %	98.7%		98.7%		98.7%	
整体应答率(TRR)[4]/ %	91.8%		91.1%		91.5%	

[1] 其他包括任何未列出的项目。

[2] 家庭应答率(HRR)的计算公式为:

$$\frac{HC * 100}{HC + HINC + HNS + HNH + HR + HO}$$

[3] 个人应答率(PRR)的计算公式为:

$$\frac{PC * 100}{PC + PINC + PNH + PR + PI + PO}$$

[4] 整体应答率(TRR)的计算公式为:

$$(HRR \times PRR) / 100$$

- 本调查将未完成的家庭调查定义为无应答。因此这些对象(HINC)没有包括在家庭应答率的分子中。
- 被抽中个人总数应与完成家庭调查(HC)的户数一致。
- 完成的个人调查(PC)至少应完成问题 E1 并且问题 B1/B2/B3 答案有效。没有达到以上标准的应答者定义为未完成(PINC)在计算个人应答率时不包含在分子中。

表 3-2　15 岁及以上人群的人口学特征分布

人口学特征	加权后			未加权样本量
	百分率（95% *CI*）		样本量 / 千人	
总体	100		1 156 987	19 376
性别				
男性	50.6	(49.6, 51.7)	585 988	9 109
女性	49.4	(48.3, 50.4)	570 999	10 267
年龄 / 岁				
15~24	13.9	(12.6, 15.3)	160 774	930
25~44	37.8	(36.3, 39.3)	436 993	5 128
45~64	34.7	(33.2, 36.1)	400 930	8 652
65+	13.7	(12.8, 14.6)	158 289	4 666
居住地				
城市	59.9	(53.7, 65.7)	692 544	11 023
农村	40.1	(34.3, 46.3)	464 443	8 353
教育水平[1]				
小学及以下	32.6	(30.3, 34.8)	323 930	7 531
初中	34.0	(32.4, 35.6)	338 205	5 745
高中毕业	16.4	(15.3, 17.7)	163 644	2 721
大专及以上	17.0	(14.8, 19.5)	169 266	2 430
职业				
农民	29.5	(25.9, 33.4)	340 380	6 697
政府 / 事业单位人员	3.4	(3.0, 4.0)	39 554	565
企业、商业、服务业人员	25.5	(23.4, 27.7)	293 971	3 833
教师	2.3	(1.8, 2.8)	26 201	354
医务工作者	1.6	(1.3, 2.0)	18 328	265
无业	9.8	(8.5, 11.3)	113 524	2 106
其他	27.9	(25.5, 30.3)	321 432	5 507
地区				
东部	41.1	(35.0, 47.6)	475 772	7 470
中部	28.4	(22.8, 34.8)	328 973	6 127
西部	30.4	(26.0, 35.3)	352 242	5 779

[1] 仅报告 25 岁以上应答者的教育水平。

表 4-1　15 岁及以上人群的吸烟率和吸烟人数

吸烟状态	总体			男性			女性		
	百分率(95% *CI*)		加权人数 / 千人	百分率(95% *CI*)		加权人数 / 千人	百分率(95% *CI*)		加权人数 / 千人
现在吸烟者	26.6	(25.4,27.8)	307 580	50.5	(48.6,52.3)	295 782	2.1	(1.7,2.5)	11 798
每日吸烟者	23.2	(22.0,24.5)	268 904	44.4	(42.3,46.4)	259 876	1.6	(1.2,2.0)	9 028
偶尔吸烟者	3.3	(3.0,3.8)	38 677	6.1	(5.4,6.9)	35 906	0.5	(0.4,0.7)	2 771
曾经每日吸烟	1.2	(1.0,1.4)	13 644	2.3	(1.8,2.8)	13 348	0.1	(0.0,0.1)	296
从未每日吸烟	2.2	(1.9,2.5)	25 033	3.8	(3.3,4.4)	22 558	0.4	(0.3,0.6)	2 475
非吸烟者	73.4	(72.2,74.6)	849 384	49.5	(47.7,51.4)	290 183	97.9	(97.5,98.3)	559 201
曾经每日吸烟者	4.5	(4.1,5.0)	52 308	8.5	(7.6,9.4)	49 520	0.5	(0.3,0.7)	2 788
从未每日吸烟者	68.9	(67.6,70.1)	797 075	41.1	(39.2,43.0)	240 663	97.4	(96.9,97.9)	556 413
曾经偶尔吸烟	2.2	(1.8,2.6)	25 081	3.9	(3.2,4.6)	22 760	0.4	(0.3,0.6)	2 322
从未吸烟	66.7	(65.5,68.0)	771 994	37.2	(35.3,39.1)	217 903	97.0	(96.4,97.5)	554 091

注：现在吸烟者包括现在每日和偶尔（少于每日）吸烟者。

表 4-2　15 岁及以上人群的无烟烟草使用率和使用人数

无烟烟草使用状态	总体			男性			女性		
	百分率(95% *CI*)		加权人数 / 千人	百分率(95% *CI*)		加权人数 / 千人	百分率(95% *CI*)		加权人数 / 千人
现在无烟烟草使用者	0.9	(0.6,1.3)	9 907	1.6	(1.1,2.4)	9 318	0.1	(0.1,0.2)	589
每日使用者	0.5	(0.3,0.8)	5 345	0.9	(0.5,1.6)	5 188	0.0	(0.0,0.1)	157
偶尔使用者	0.4	(0.3,0.6)	4 562	0.7	(0.5,1.1)	4 129	0.1	(0.0,0.2)	432
非无烟烟草使用者	99.1	(98.7,99.4)	1 146 999	98.4	(97.6,98.9)	576 589	99.9	(99.8,99.9)	570 410

注：现在无烟烟草使用者包括现在每日和偶尔（少于每日）使用者。

表 4-3 15 岁及以上人群使用不同类型烟草制品的吸烟者的百分比例

人口学特征	任何种类烟草		任何卷烟[1]		卷烟种类				传统水烟		阿拉伯水烟		其他种类烟草[2]	
					机制卷烟		手卷烟							
	百分率(95% *CI*)													
总体	26.6	(25.4,27.8)	26.4	(25.2,27.6)	25.7	(24.5,26.9)	2.5	(2.1,3.0)	0.4	(0.2,0.7)	0.2	(0.1,0.3)	0.8	(0.6,1.0)
年龄 / 岁														
15~24	18.6	(15.3,22.3)	18.4	(15.1,22.2)	18.4	(15.1,22.2)	0.9	(0.4,1.8)	0.1	(0.0,0.5)	0.2	(0.1,1.1)	0.4	(0.1,1.2)
25~44	27.5	(25.6,29.4)	27.4	(25.6,29.3)	27.4	(25.5,29.3)	1.6	(1.2,2.2)	0.2	(0.1,0.4)	0.2	(0.1,0.4)	0.7	(0.4,1.1)
45~64	30.2	(28.7,31.8)	29.9	(28.4,31.5)	28.9	(27.4,30.5)	3.3	(2.7,4.1)	0.6	(0.3,1.2)	0.1	(0.0,0.2)	1.0	(0.7,1.4)
65+	23.1	(21.2,25.1)	22.6	(20.7,24.5)	20.5	(18.7,22.4)	4.3	(3.3,5.6)	0.6	(0.3,1.4)	0.1	(0.0,0.3)	1.1	(0.7,1.7)
居住地														
城市	25.1	(23.7,26.5)	25.0	(23.6,26.4)	24.7	(23.3,26.1)	1.8	(1.4,2.3)	0.3	(0.2,0.6)	0.1	(0.0,0.3)	0.7	(0.5,1.0)
农村	28.9	(26.8,31.1)	28.5	(26.4,30.7)	27.2	(25.1,29.5)	3.5	(2.7,4.6)	0.5	(0.2,1.3)	0.2	(0.1,0.4)	0.9	(0.7,1.3)
教育水平[3]														
小学及以下	24.6	(23.0,26.4)	24.1	(22.5,25.8)	22.6	(20.9,24.3)	3.8	(3.0,4.9)	0.7	(0.3,1.5)	0.0	(0.0,0.2)	0.8	(0.6,1.1)
初中	32.7	(30.7,34.7)	32.5	(30.6,34.6)	31.9	(30.0,34.0)	2.6	(2.0,3.3)	0.3	(0.1,0.7)	0.2	(0.1,0.3)	1.0	(0.7,1.5)
高中毕业	32.2	(29.6,34.9)	32.2	(29.6,34.9)	31.8	(29.2,34.5)	2.7	(1.9,3.7)	0.4	(0.2,1.1)	0.2	(0.1,0.6)	1.0	(0.4,2.3)
大专及以上	20.5	(18.4,22.8)	20.5	(18.4,22.8)	20.5	(18.3,22.8)	1.1	(0.7,1.8)	0.3	(0.1,0.8)	0.2	(0.1,0.6)	0.6	(0.3,1.2)
职业														
农民	30.6	(28.7,32.6)	30.2	(28.3,32.1)	28.5	(26.5,30.5)	4.7	(3.8,5.9)	0.8	(0.3,1.8)	0.2	(0.1,0.4)	1.0	(0.7,1.4)
政府 / 事业单位人员	26.1	(21.5,31.3)	26.0	(21.4,31.3)	26.0	(21.4,31.3)	1.0	(0.3,2.9)	0.0	N/A	0.0	N/A	0.4	(0.1,1.6)
企业、商业、服务业人员	30.6	(28.3,33.1)	30.6	(28.2,33.1)	30.5	(28.2,33.0)	1.3	(0.9,1.9)	0.3	(0.1,0.7)	0.1	(0.0,0.3)	0.4	(0.2,0.8)
教师	9.8	(7.0,13.7)	9.8	(7.0,13.7)	9.7	(6.9,13.6)	0.5	(0.2,1.7)	0.3	(0.0,1.7)	0.0	N/A	0.0	N/A
医务工作者	14.2	(9.8,20.1)	14.2	(9.8,20.1)	14.2	(9.8,20.1)	1.4	(0.5,3.9)	0.4	(0.1,3.0)	0.4	(0.1,3.0)	0.6	(0.1,2.7)

续表

人口学特征	任何种类烟草		任何卷烟[1]		卷烟种类				传统水烟		阿拉伯水烟		其他种类烟草[2]	
					机制卷烟		手卷烟							
	百分率(95% *CI*)													
无业	16.9	(14.0,20.2)	16.7	(13.9,19.9)	16.0	(13.3,19.1)	1.9	(1.3,2.9)	0.3	(0.1,0.9)	0.1	(0.0,0.7)	0.5	(0.2,1.2)
其他	24.2	(22.4,26.2)	24.1	(22.3,26.1)	23.8	(22.0,25.7)	1.8	(1.4,2.5)	0.1	(0.1,0.4)	0.2	(0.1,0.6)	1.1	(0.7,1.7)
地区														
东部	24.3	(22.5,26.2)	24.2	(22.3,26.1)	23.7	(21.8,25.6)	1.6	(1.2,2.2)	0.1	(0.0,0.3)	0.0	(0.0,0.1)	0.4	(0.3,0.7)
中部	27.4	(25.6,29.3)	27.3	(25.5,29.2)	26.6	(24.8,28.4)	2.8	(2.0,3.8)	0.1	(0.1,0.3)	0.1	(0.1,0.4)	0.8	(0.5,1.3)
西部	28.9	(26.5,31.4)	28.5	(26.1,31.0)	27.6	(25.2,30.2)	3.4	(2.5,4.6)	1.0	(0.5,2.0)	0.3	(0.1,0.6)	1.3	(0.9,1.9)
男性	50.5	(48.6,52.3)	50.1	(48.3,52.0)	49.0	(47.1,50.9)	4.4	(3.7,5.3)	0.7	(0.4,1.2)	0.3	(0.2,0.5)	1.5	(1.2,2.0)
年龄/岁														
15~24	34.0	(28.4,40.1)	33.7	(28.1,39.9)	33.7	(28.1,39.9)	1.6	(0.8,3.3)	0.1	(0.0,0.9)	0.5	(0.1,2.1)	0.7	(0.2,2.2)
25~44	53.0	(50.1,55.8)	52.9	(50.1,55.7)	52.8	(49.9,55.6)	3.1	(2.3,4.3)	0.4	(0.2,0.9)	0.3	(0.2,0.7)	1.4	(0.9,2.1)
45~64	57.1	(54.6,59.6)	56.6	(54.1,59.1)	55.0	(52.4,57.5)	5.8	(4.6,7.2)	1.1	(0.6,2.1)	0.2	(0.1,0.4)	1.9	(1.4,2.7)
65+	44.0	(40.7,47.3)	43.0	(39.8,46.3)	39.1	(35.9,42.5)	7.7	(5.9,10.0)	0.9	(0.4,2.2)	0.1	(0.0,0.3)	2.0	(1.2,3.1)
居住地														
城市	47.4	(45.4,49.4)	47.3	(45.3,49.3)	46.8	(44.8,48.8)	3.2	(2.5,4.1)	0.6	(0.3,1.2)	0.2	(0.1,0.5)	1.3	(0.9,2.0)
农村	55.1	(51.7,58.4)	54.4	(51.0,57.8)	52.3	(48.8,55.9)	6.3	(4.8,8.1)	0.9	(0.4,2.1)	0.3	(0.2,0.7)	1.8	(1.3,2.6)
教育水平[3]														
小学及以下	57.8	(54.5,61.1)	56.8	(53.4,60.1)	53.6	(50.0,57.1)	8.1	(6.2,10.4)	1.6	(0.8,3.2)	0.1	(0.0,0.4)	1.9	(1.4,2.6)
初中	56.9	(54.0,59.8)	56.7	(53.8,59.6)	55.8	(52.9,58.6)	4.4	(3.4,5.6)	0.5	(0.2,1.1)	0.2	(0.1,0.5)	1.8	(1.2,2.6)
高中毕业	54.5	(51.0,58.0)	54.5	(50.9,58.0)	53.7	(50.2,57.3)	4.4	(3.1,6.2)	0.7	(0.3,1.8)	0.3	(0.1,1.0)	1.6	(0.7,3.9)
大专及以上	38.0	(34.5,41.6)	38.0	(34.5,41.6)	38.0	(34.5,41.6)	2.0	(1.2,3.3)	0.5	(0.2,1.4)	0.4	(0.1,1.1)	1.2	(0.6,2.3)

续表

人口学特征	任何种类烟草		任何卷烟[1]		卷烟种类				传统水烟		阿拉伯水烟		其他种类烟草[2]	
					机制卷烟		手卷烟							
	百分率(95% *CI*)													
职业														
农民	58.4	(55.5,61.2)	57.5	(54.7,60.3)	54.7	(51.6,57.7)	8.2	(6.5,10.4)	1.5	(0.7,3.2)	0.4	(0.2,0.8)	2.0	(1.5,2.8)
政府 / 事业单位人员	43.3	(36.1,50.7)	43.2	(36.0,50.6)	43.2	(36.0,50.6)	1.7	(0.5,5.1)	0.0	N/A	0.0	N/A	0.6	(0.1,2.8)
企业、商业、服务业人员	52.3	(49.1,55.5)	52.2	(49.1,55.4)	52.1	(48.9,55.2)	2.2	(1.5,3.2)	0.5	(0.2,1.1)	0.2	(0.1,0.6)	0.8	(0.4,1.5)
教师	32.3	(25.3,40.1)	32.3	(25.3,40.1)	32.3	(25.3,40.1)	1.4	(0.3,5.8)	0.9	(0.2,5.0)	0.0	N/A	0.0	N/A
医务工作者	37.9	(26.0,51.5)	37.9	(26.0,51.5)	37.9	(26.0,51.5)	3.9	(1.4,10.6)	1.2	(0.2,8.0)	1.2	(0.2,8.0)	1.6	(0.3,7.2)
无业	50.1	(42.6,57.6)	49.7	(42.4,57.1)	48.0	(40.9,55.3)	5.5	(3.6,8.4)	0.5	(0.1,2.9)	0.0	N/A	1.5	(0.6,3.3)
其他	43.4	(40.5,46.4)	43.3	(40.4,46.2)	42.7	(39.9,45.6)	3.1	(2.3,4.2)	0.2	(0.1,0.7)	0.3	(0.1,1.0)	2.0	(1.3,3.1)
地区														
东部	47.0	(44.2,49.8)	46.7	(43.9,49.6)	45.8	(42.9,48.7)	3.0	(2.2,4.1)	0.2	(0.1,0.6)	0.1	(0.0,0.3)	0.9	(0.5,1.4)
中部	51.7	(49.1,54.2)	51.6	(49.1,54.1)	50.7	(48.2,53.3)	4.3	(3.1,5.9)	0.1	(0.0,0.3)	0.3	(0.1,0.6)	1.5	(0.9,2.4)
西部	53.9	(49.8,58.0)	53.3	(49.1,57.4)	51.7	(47.5,55.8)	6.4	(4.7,8.6)	1.8	(1.0,3.4)	0.5	(0.2,1.2)	2.4	(1.6,3.5)
女性	2.1	(1.7,2.5)	2.0	(1.6,2.5)	1.8	(1.4,2.2)	0.5	(0.3,0.7)	0.1	(0.0,0.2)	0.0	(0.0,0.1)	0.0	(0.0,0.1)
年龄 / 岁														
15~24	0.9	(0.4,2.0)	0.9	(0.4,2.0)	0.9	(0.4,2.0)	0.0	N/A	0.0	N/A	0.0	N/A	0.0	N/A
25~44	1.1	(0.7,1.9)	1.1	(0.7,1.8)	1.1	(0.6,1.8)	0.1	(0.0,0.3)	0.0	N/A	0.1	(0.0,0.4)	0.0	(0.0,0.1)
45~64	2.7	(2.1,3.4)	2.6	(2.0,3.4)	2.2	(1.7,2.8)	0.8	(0.5,1.3)	0.1	(0.0,0.4)	0.0	N/A	0.0	(0.0,0.1)
65+	4.1	(2.9,5.6)	3.9	(2.8,5.5)	3.5	(2.4,5.0)	1.3	(0.8,2.1)	0.3	(0.1,1.0)	0.1	(0.0,0.6)	0.3	(0.1,0.9)
居住地														
城市	2.0	(1.5,2.7)	2.0	(1.5,2.7)	1.9	(1.4,2.6)	0.3	(0.2,0.7)	0.1	(0.0,0.2)	0.0	(0.0,0.2)	0.1	(0.0,0.2)
农村	2.1	(1.5,3.0)	2.0	(1.4,2.9)	1.6	(1.1,2.3)	0.7	(0.4,1.3)	0.1	(0.0,0.6)	0.0	(0.0,0.4)	0.0	(0.0,0.1)

续表

人口学特征	任何种类烟草		任何卷烟[1]		卷烟种类				传统水烟		阿拉伯水烟		其他种类烟草[2]	
					机制卷烟		手卷烟							
	百分率(95% *CI*)													
教育水平[3]														
小学及以下	3.1	(2.4,4.0)	3.0	(2.2,3.9)	2.4	(1.8,3.3)	1.1	(0.7,1.6)	0.1	(0.0,0.6)	0.0	N/A	0.1	(0.0,0.3)
初中	2.0	(1.4,2.9)	2.0	(1.4,2.8)	1.9	(1.3,2.7)	0.3	(0.1,0.7)	0.1	(0.0,0.5)	0.1	(0.0,0.5)	0.0	(0.0,0.2)
高中毕业	1.8	(1.0,3.1)	1.8	(1.0,3.1)	1.8	(1.0,3.1)	0.3	(0.1,1.5)	0.1	(0.0,0.8)	0.1	(0.0,0.8)	0.1	(0.0,0.8)
大专及以上	0.9	(0.4,2.4)	0.9	(0.4,2.4)	0.9	(0.3,2.4)	0.0	(0.0,0.3)	0.0	N/A	0.0	N/A	0.0	N/A
职业														
农民	2.6	(1.9,3.7)	2.5	(1.8,3.6)	2.0	(1.4,2.8)	1.2	(0.8,1.8)	0.1	(0.0,0.6)	0.0	N/A	0.0	(0.0,0.1)
政府/事业单位人员	2.6	(0.5,11.5)	2.6	(0.5,11.5)	2.6	(0.5,11.5)	0.0	N/A	0.0	N/A	0.0	N/A	0.0	N/A
企业、商业、服务业人员	1.2	(0.7,2.1)	1.2	(0.7,2.1)	1.2	(0.7,2.1)	0.0	(0.0,0.1)	0.0	N/A	0.0	N/A	0.0	N/A
教师	0.5	(0.1,2.1)	0.5	(0.1,2.1)	0.4	(0.1,2.3)	0.2	(0.0,1.2)	0.0	N/A	0.0	N/A	0.0	N/A
医务工作者	0.6	(0.1,4.3)	0.6	(0.1,4.3)	0.6	(0.1,4.3)	0.0	N/A	0.0	N/A	0.0	N/A	0.0	N/A
无业	2.1	(1.4,3.3)	2.0	(1.2,3.1)	1.7	(1.0,2.9)	0.3	(0.1,1.1)	0.2	(0.0,0.9)	0.1	(0.0,1.0)	0.1	(0.0,0.9)
其他	2.3	(1.8,3.0)	2.3	(1.7,3.0)	2.2	(1.7,2.9)	0.4	(0.2,1.0)	0.0	(0.0,0.4)	0.0	(0.0,0.4)	0.1	(0.0,0.3)
地区														
东部	1.3	(0.9,2.0)	1.3	(0.9,2.0)	1.3	(0.8,1.9)	0.2	(0.1,0.4)	0.0	N/A	0.0	N/A	0.0	N/A
中部	3.6	(2.7,4.7)	3.4	(2.5,4.7)	2.8	(2.0,3.8)	1.3	(0.8,2.0)	0.1	(0.0,0.4)	0.0	(0.0,0.3)	0.2	(0.1,0.4)
西部	1.6	(1.0,2.6)	1.6	(0.9,2.5)	1.5	(0.9,2.5)	0.2	(0.0,0.5)	0.1	(0.0,0.9)	0.1	(0.0,0.5)	0.0	(0.0,0.1)

注：现在吸烟者包括现在每日和偶尔(少于每日)吸烟者。

[1] 包括机制卷烟和手卷卷烟。

[2] 包括烟斗，雪茄和小雪茄及其他烟草制品。

[3] 仅报告25岁以上应答者的教育水平。

N/A- 估计值为0。

表 4-4 15 岁及以上人群使用不同类型烟草制品的吸烟者人数

人口学特征	任何种类烟草	任何卷烟[1]	卷烟种类		传统水烟	阿拉伯水烟	其他烟草[2]
			机制卷烟	手卷烟			
	加权人数 / 千人						
总体	307 580	305 226	297 387	28 691	4 504	1 769	9 251
年龄 / 岁							
15~24	29 836	29 591	29 591	1 389	103	393	585
25~44	120 013	119 885	119 525	7 062	967	875	3 036
45~64	121 182	120 054	115 847	13 381	2 488	377	3 928
65+	36 550	35 696	32 423	6 859	946	124	1 702
居住地							
城市	173 481	172 830	170 865	12 253	2 194	847	4 894
农村	134 099	132 396	126 522	16 437	2 311	922	4 358
教育水平[3]							
小学及以下	79 830	78 172	73 081	12 418	2 223	160	2 565
初中	110 459	110 040	108 051	8 645	1 002	514	3 407
高中毕业	52 704	52 671	51 974	4 360	720	374	1 602
大专及以上	34 697	34 697	34 667	1 847	457	329	1 092
职业							
农民	104 293	102 657	96 958	16 065	2 730	634	3 496
政府 / 事业单位人员	10 326	10 303	10 303	385	0	0	144
企业、商业、服务业人员	90 086	90 012	89 733	3 755	839	335	1 309
教师	2 577	2 577	2 547	136	72	0	0
医务工作者	2 596	2 596	2 596	263	77	77	104
无业	19 171	18 922	18 127	2 164	325	114	614
其他	77 939	77 566	76 531	5 923	462	610	3 584
地区							
东部	115 663	114 972	112 579	7 606	524	226	2 111
中部	90 212	89 893	87 436	9 160	417	487	2 677
西部	101 706	100 361	97 372	11 925	3 564	1 056	4 464

续表

人口学特征	任何种类烟草	任何卷烟[1]	卷烟种类		传统水烟	阿拉伯水烟	其他烟草[2]
			机制卷烟	手卷烟			
	加权人数 / 千人						
男性	295 782	293 774	287 154	25 871	4 068	1 581	8 968
年龄 / 岁							
15~24	29 127	28 882	28 882	1 389	103	393	585
25~44	117 552	117 513	117 182	6 944	967	762	3 006
45~64	115 915	114 907	111 563	11 735	2 328	377	3 902
65+	33 189	32 472	29 527	5 804	669	49	1 476
居住地							
城市	166 546	166 085	164 330	11 139	2 009	772	4 641
农村	129 237	127 689	122 824	14 732	2 060	808	4 327
教育水平[3]							
小学及以下	73 721	72 369	68 283	10 283	2 012	160	2 414
初中	107 445	107 066	105 262	8 217	851	400	3 350
高中毕业	51 481	51 447	50 750	4 134	645	299	1 528
大专及以上	33 954	33 954	33 954	1 817	457	329	1 092
职业							
农民	99 858	98 341	93 520	14 087	2 516	634	3 465
政府 / 事业单位人员	9 900	9 877	9 877	385	0	0	144
企业、商业、服务业人员	88 549	88 476	88 196	3 744	839	335	1 309
教师	2 481	2 481	2 481	107	72	0	0
医务工作者	2 526	2 526	2 526	263	77	77	104
无业	17 483	17 371	16 779	1 938	178	0	513
其他	74 447	74 162	73 235	5 348	387	535	3 433
地区							
东部	112 537	111 847	109 607	7 175	524	226	2 111
中部	84 319	84 189	82 774	7 028	191	412	2 424
西部	98 927	97 737	94 773	11 668	3 353	943	4 434

续表

人口学特征	任何种类烟草	任何卷烟[1]	卷烟种类		传统水烟	阿拉伯水烟	其他烟草[2]
			机制卷烟	手卷烟			
	加权人数 / 千人						
女性	11 798	11 452	10 233	2 820	436	188	283
年龄 / 岁							
15~24	709	709	709	0	0	0	0
25~44	2 461	2 372	2 344	118	0	114	31
45~64	5 267	5 147	4 284	1 647	160	0	27
65+	3 361	3 224	2 896	1 055	276	75	226
居住地							
城市	6 935	6 746	6 535	1 114	185	75	253
农村	4 863	4 707	3 698	1 705	251	114	31
教育水平[3]							
小学及以下	6 109	5 803	4 798	2 135	211	0	151
初中	3 014	2 974	2 789	428	150	114	57
高中毕业	1 223	1 223	1 223	226	75	75	75
大专及以上	743	743	713	30	0	0	0
职业							
农民	4 435	4 316	3 438	1 978	214	0	31
政府 / 事业单位人员	427	427	427	0	0	0	0
企业、商业、服务业人员	1 537	1 537	1 537	11	0	0	0
教师	95	95	65	30	0	0	0
医务工作者	70	70	70	0	0	0	0
无业	1 689	1 551	1 348	226	147	114	101
其他	3 493	3 404	3 296	575	75	75	152
地区							
东部	3 125	3 125	2 972	431	0	0	0
中部	5 894	5 704	4 662	2 132	225	75	253
西部	2 779	2 623	2 599	257	211	114	31

注：现在吸烟者包括现在每日和偶尔（少于每日）吸烟者。

[1] 包括机制卷烟和手卷卷烟。

[2] 包括烟斗，雪茄和小雪茄及其他烟草制品。

[3] 仅报告 25 岁以上应答者的教育水平。

表 4-4a 15 岁及以上人群使用任何卷烟制品和使用机制卷烟者在吸烟者中的百分比例

人口学特征	现在吸烟者吸烟类别[1]					
	任何卷烟制品[2]			机制卷烟		
	百分率(95% *CI*)		加权人数/千人	百分率(95% *CI*)		加权人数/千人
总体	99.2	(98.5,99.6)	305 226	96.7	(95.7,97.5)	297 387
性别						
男性	99.3	(98.7,99.7)	293 774	97.1	(96.1,97.8)	287 154
女性	97.1	(90.9,99.1)	11 452	86.7	(79.1,91.9)	10 233
年龄/岁						
15~24	99.2	(94.3,99.9)	29 591	99.2	(94.3,99.9)	29 591
25~44	99.9	(99.5,100)	119 885	99.6	(98.9,99.8)	119 525
45~64	99.1	(98.0,99.6)	120 054	95.6	(94.0,96.8)	115 847
65+	97.7	(95.6,98.8)	35 696	88.7	(85.5,91.3)	32 423
居住地						
城市	99.6	(99.1,99.8)	172 830	98.5	(97.8,99.0)	170 865
农村	98.7	(97.0,99.5)	132 396	94.3	(92.2,96.0)	126 522
教育水平[3]						
小学及以下	97.9	(96.2,98.9)	78 172	91.5	(89.1,93.5)	73 081
初中	99.6	(98.9,99.9)	110 040	97.8	(96.8,98.5)	108 051
高中毕业	99.9	(99.5,100)	52 671	98.6	(97.3,99.3)	51 974
大专及以上	100.0	N/A	34 697	99.9	(99.4,100)	34 667
职业						
农民	98.4	(96.3,99.3)	102 657	93.0	(90.5,94.8)	96 958
政府/事业单位人员	99.8	(98.4,100)	10 303	99.8	(98.4,100)	10 303
企业、商业、服务业人员	99.9	(99.7,100)	90 012	99.6	(99.2,99.8)	89 733
教师	100.0	N/A	2 577	98.8	(91.7,99.8)	2 547
医务工作者	100.0	N/A	2 596	100.0	N/A	2 596
无业	98.7	(96.4,99.5)	18 922	94.6	(90.8,96.8)	18 127
其他	99.5	(98.7,99.8)	77 566	98.2	(97.0,98.9)	76 531
地区						
东部	99.4	(97.8,99.8)	114 972	97.3	(95.5,98.4)	112 579
中部	99.6	(99.1,99.9)	89 893	96.9	(95.0,98.1)	87 436
西部	98.7	(96.8,99.5)	100 361	95.7	(93.6,97.2)	97 372

[1] 包括现在每日和偶尔(少于每日)吸烟者。
[2] 包括机制卷烟和手卷卷烟。
[3] 仅报告 25 岁以上应答者的教育水平。

表 4-5　15 岁及以上人群不同吸烟频率的百分构成

人口学特征	吸烟频率				非吸烟者		合计
	每日吸烟者		偶尔吸烟者[1]				
	百分率(95% *CI*)						
总体	23.2	(22.0,24.5)	3.3	(3.0,3.8)	73.4	(72.2,74.6)	100
年龄 / 岁							
15~24	14.3	(11.2,18.2)	4.2	(2.8,6.4)	81.4	(77.7,84.7)	100
25~44	23.5	(21.7,25.5)	3.9	(3.2,4.8)	72.5	(70.6,74.4)	100
45~64	27.5	(26.0,29.0)	2.7	(2.3,3.2)	69.8	(68.2,71.3)	100
65+	20.8	(18.9,22.8)	2.3	(1.8,2.9)	76.9	(74.9,78.8)	100
居住地							
城市	21.6	(20.2,23.1)	3.4	(3.0,4.0)	74.9	(73.5,76.3)	100
农村	25.7	(23.7,27.8)	3.2	(2.6,3.9)	71.1	(68.9,73.2)	100
教育水平[2]							
小学及以下	22.4	(20.8,24.1)	2.2	(1.8,2.7)	75.4	(73.6,77.0)	100
初中	29.3	(27.4,31.2)	3.4	(2.8,4.2)	67.3	(65.3,69.3)	100
高中毕业	28.4	(25.6,31.3)	3.8	(2.9,5.0)	67.8	(65.1,70.4)	100
大专及以上	16.4	(14.3,18.6)	4.1	(3.2,5.4)	79.5	(77.2,81.6)	100
职业							
农民	27.7	(25.8,29.6)	3.0	(2.4,3.7)	69.4	(67.4,71.3)	100
政府 / 事业单位人员	20.7	(16.5,25.8)	5.4	(3.1,9.2)	73.9	(68.7,78.5)	100
企业、商业、服务业人员	26.9	(24.6,29.3)	3.8	(3.0,4.7)	69.4	(66.9,71.7)	100
教师	8.0	(5.2,12.1)	1.8	(0.9,3.6)	90.2	(86.3,93.0)	100
医务工作者	11.7	(7.8,17.3)	2.5	(1.0,5.9)	85.8	(79.9,90.2)	100
无业	15.0	(12.3,18.1)	1.9	(1.3,2.8)	83.1	(79.8,86.0)	100
其他	20.5	(18.6,22.5)	3.8	(3.0,4.7)	75.8	(73.8,77.6)	100
地区							
东部	21.3	(19.4,23.3)	3.0	(2.5,3.7)	75.7	(73.8,77.5)	100
中部	24.2	(22.4,26.1)	3.2	(2.6,3.9)	72.6	(70.7,74.4)	100
西部	25.0	(22.5,27.6)	3.9	(3.1,4.9)	71.1	(68.6,73.5)	100

续表

人口学特征	吸烟频率				非吸烟者		合计
	每日吸烟者		偶尔吸烟者[1]				
	百分率(95% *CI*)						
男性	44.4	(42.3,46.4)	6.1	(5.4,6.9)	49.5	(47.7,51.4)	100
年龄/岁							
15~24	26.7	(21.0,33.3)	7.3	(4.7,11.2)	66.0	(59.9,71.6)	100
25~44	45.5	(42.5,48.6)	7.4	(6.0,9.1)	47.0	(44.2,49.9)	100
45~64	52.2	(49.8,54.6)	4.9	(4.2,5.8)	42.9	(40.4,45.4)	100
65+	39.8	(36.5,43.3)	4.2	(3.2,5.4)	56.0	(52.7,59.3)	100
居住地							
城市	41.2	(38.9,43.6)	6.2	(5.3,7.2)	52.6	(50.6,54.6)	100
农村	49.0	(45.7,52.4)	6.0	(5.0,7.3)	44.9	(41.6,48.3)	100
教育水平[2]							
小学及以下	53.0	(49.9,56.1)	4.8	(3.8,6.1)	42.2	(38.9,45.5)	100
初中	51.1	(48.2,54.0)	5.8	(4.8,7.1)	43.1	(40.2,46.0)	100
高中毕业	48.5	(44.5,52.5)	6.0	(4.5,7.9)	45.5	(42.0,49.0)	100
大专及以上	30.4	(26.9,34.3)	7.6	(5.8,9.8)	62.0	(58.4,65.5)	100
职业							
农民	53.0	(50.1,55.8)	5.4	(4.3,6.9)	41.6	(38.8,44.5)	100
政府/事业单位人员	34.0	(27.2,41.6)	9.3	(5.4,15.6)	56.7	(49.3,63.9)	100
企业、商业、服务业人员	46.1	(42.9,49.3)	6.2	(4.9,7.8)	47.7	(44.5,50.9)	100
教师	26.4	(19.7,34.4)	5.9	(2.7,12.5)	67.7	(59.9,74.7)	100
医务工作者	31.1	(20.5,44.2)	6.8	(2.8,15.8)	62.1	(48.5,74.0)	100
无业	43.9	(36.4,51.7)	6.2	(4.3,8.7)	49.9	(42.4,57.4)	100
其他	37.1	(34.0,40.3)	6.3	(5.1,7.9)	56.6	(53.6,59.5)	100
地区							
东部	41.3	(38.2,44.4)	5.7	(4.7,7.0)	53.0	(50.2,55.8)	100
中部	46.0	(43.2,48.8)	5.7	(4.5,7.1)	48.3	(45.8,50.9)	100
西部	46.9	(42.5,51.3)	7.0	(5.6,8.7)	46.1	(42.0,50.2)	100

续表

人口学特征	吸烟频率				非吸烟者		合计
	每日吸烟者		偶尔吸烟者[1]				
	百分率（95% *CI*）						
女性	1.6	(1.2,2.0)	0.5	(0.4,0.7)	97.9	(97.5,98.3)	100
年龄 / 岁							
15~24	0.2	(0.0,1.5)	0.7	(0.3,1.7)	99.1	(98.0,99.6)	100
25~44	0.8	(0.5,1.4)	0.3	(0.2,0.7)	98.9	(98.1,99.3)	100
45~64	2.2	(1.6,2.9)	0.5	(0.3,0.8)	97.3	(96.6,97.9)	100
65+	3.4	(2.4,4.9)	0.6	(0.3,1.1)	95.9	(94.4,97.1)	100
居住地							
城市	1.4	(1.0,2.0)	0.6	(0.4,0.9)	98.0	(97.3,98.5)	100
农村	1.8	(1.3,2.6)	0.3	(0.2,0.5)	97.9	(97.0,98.5)	100
教育水平[2]							
小学及以下	2.6	(1.9,3.5)	0.5	(0.3,0.8)	96.9	(96.0,97.6)	100
初中	1.7	(1.1,2.5)	0.3	(0.2,0.7)	98.0	(97.1,98.6)	100
高中毕业	1.0	(0.5,2.0)	0.8	(0.3,1.9)	98.2	(96.9,99.0)	100
大专及以上	0.6	(0.2,2.3)	0.3	(0.1,1.1)	99.1	(97.6,99.6)	100
职业							
农民	2.2	(1.5,3.1)	0.5	(0.3,0.8)	97.4	(96.3,98.1)	100
政府 / 事业单位人员	2.6	(0.5,11.5)	0.0	N/A	97.4	(88.5,99.5)	100
企业、商业、服务业人员	0.7	(0.3,1.4)	0.5	(0.2,1.2)	98.8	(97.9,99.3)	100
教师	0.4	(0.1,2.3)	0.2	(0.0,1.2)	99.5	(97.9,99.9)	100
医务工作者	0.6	(0.1,4.3)	0.0	N/A	99.4	(95.7,99.9)	100
无业	2.1	(1.4,3.3)	0.0	(0.0,0.2)	97.9	(96.7,98.6)	100
其他	1.5	(1.0,2.2)	0.8	(0.5,1.3)	97.7	(97.0,98.2)	100
地区							
东部	1.0	(0.7,1.6)	0.3	(0.1,0.6)	98.7	(98.0,99.1)	100
中部	2.8	(2.0,4.0)	0.7	(0.5,1.2)	96.4	(95.3,97.3)	100
西部	1.1	(0.6,2.0)	0.5	(0.3,0.9)	98.4	(97.4,99.0)	100

[1] 偶尔吸烟者为少于每日吸烟者。

[2] 仅报告 25 岁以上应答者的教育水平。

N/A- 估计值为 0。

表 4-6　15 岁及以上现在吸卷烟者平均每日吸烟量和百分构成

人口学特征	平均每日吸烟量[1]		平均每日吸烟量分布[1]												
			<5		5~9		10~14		15~19		20~24		≥25		合计
	平均值(95% *CI*)		百分率(95% *CI*)												
总体	16.0	(15.4,16.6)	12.6	(11.2,14.2)	12.0	(10.4,13.7)	19.5	(17.3,21.9)	6.2	(5.0,7.6)	38.2	(35.7,40.6)	11.6	(10.3,13.0)	100
性别															
男性	16.2	(15.6,16.8)	12.2	(10.7,13.8)	11.7	(10.2,13.5)	19.3	(17.1,21.8)	6.2	(5.0,7.7)	38.9	(36.4,41.4)	11.7	(10.4,13.2)	100
女性	11.3	(9.4,13.2)	25.1	(19.1,32.2)	18.3	(12.0,26.8)	23.9	(17.5,31.6)	4.3	(2.2,8.3)	19.3	(13.3,27.1)	9.2	(5.4,15.4)	100
年龄 / 岁															100
15~24	12.1	(10.5,13.7)	16.9	(11.0,25.0)	23.1	(15.3,33.4)	16.7	(9.8,27.0)	12.4	(6.2,23.1)	28.4	(20.1,38.5)	2.5	(0.9,7.1)	100
25~44	14.6	(13.7,15.5)	13.4	(11.0,16.4)	12.7	(10.4,15.5)	23.9	(20.1,28.1)	5.4	(4.1,7.1)	36.1	(32.4,40.0)	8.4	(6.7,10.6)	100
45~64	18.3	(17.5,19.1)	10.0	(8.6,11.6)	8.0	(6.7,9.4)	16.8	(14.8,18.9)	5.8	(4.4,7.4)	43.5	(40.8,46.3)	16.0	(14.0,18.2)	100
65+	16.3	(15.3,17.2)	15.2	(12.2,18.8)	13.7	(11.5,16.4)	16.1	(13.6,19.0)	4.8	(3.5,6.6)	35.0	(31.0,39.2)	15.1	(12.6,18.0)	100
居住地															
城市	15.6	(14.8,16.4)	13.2	(11.2,15.5)	12.2	(10.5,14.1)	21.3	(18.5,24.4)	5.5	(4.4,6.9)	37.4	(34.1,40.8)	10.5	(8.9,12.3)	100
农村	16.6	(15.8,17.3)	11.9	(10.0,14.0)	11.7	(9.0,15.0)	17.1	(13.9,20.8)	7.0	(5.0,9.9)	39.2	(35.9,42.6)	13.1	(11.1,15.5)	100
教育水平[2]															
小学及以下	17.6	(16.6,18.6)	12.0	(9.9,14.5)	10.7	(8.7,13.1)	16.8	(14.4,19.7)	5.4	(4.1,7.1)	39.1	(35.8,42.5)	16.0	(13.7,18.5)	100
初中	16.9	(16.1,17.7)	11.0	(9.2,13.3)	10.2	(8.2,12.7)	18.1	(15.4,21.1)	5.9	(4.4,7.8)	41.7	(37.8,45.7)	13.1	(11.1,15.3)	100
高中毕业	15.5	(14.7,16.4)	10.0	(7.5,13.2)	10.2	(7.9,13.2)	24.3	(20.5,28.5)	5.6	(3.8,8.2)	39.6	(35.3,44.0)	10.3	(8.0,13.1)	100
大专及以上	13.5	(11.9,15.1)	19.2	(15.0,24.2)	13.3	(10.1,17.3)	24.8	(19.5,31.0)	4.5	(2.7,7.2)	31.1	(25.4,37.5)	7.1	(4.6,10.6)	100

续表

人口学特征	平均每日吸烟量[1]		平均每日吸烟量分布[1]												合计
			<5		5~9		10~14		15~19		20~24		≥25		
	平均值(95% *CI*)		百分率(95% *CI*)												
职业															
农民	17.5	(16.7,18.4)	11.9	(10.0,14.1)	9.1	(7.2,11.3)	16.7	(13.8,19.9)	6.7	(5.2,8.6)	40.0	(36.3,43.7)	15.7	(13.5,18.3)	100
政府 / 事业单位人员	13.2	(11.4,15.0)	16.7	(9.6,27.6)	14.3	(7.3,26.3)	22.7	(13.7,35.1)	4.1	(1.4,11.7)	34.5	(24.8,45.7)	7.7	(4.2,13.6)	100
企业、商业、服务业人员	15.2	(14.2,16.2)	11.5	(9.1,14.4)	13.7	(10.9,17.1)	24.6	(20.7,29.1)	4.3	(3.0,6.1)	36.9	(32.8,41.3)	8.9	(7.1,11.2)	100
教师	15.1	(11.8,18.4)	13.4	(5.8,28.0)	18.9	(6.9,42.0)	15.9	(6.5,33.7)	2.2	(0.3,14.5)	39.1	(26.1,53.8)	10.6	(3.3,28.9)	100
医务工作者	13.4	(9.6,17.2)	23.8	(11.8,42.2)	14.7	(5.3,34.8)	16.2	(5.9,37.0)	9.6	(2.1,34.8)	27.4	(14.3,45.9)	8.4	(2.8,22.6)	100
无业	15.8	(14.2,17.3)	10.0	(6.8,14.4)	15.0	(9.6,22.7)	18.6	(12.2,27.3)	6.6	(3.2,13.1)	40.8	(33.6,48.4)	9.1	(5.9,13.8)	100
其他	15.5	(14.4,16.6)	14.7	(11.7,18.4)	12.3	(9.7,15.6)	17.3	(14.4,20.7)	7.8	(4.8,12.6)	37.2	(33.4,41.2)	10.6	(8.5,13.1)	100
地区															
东部	16.4	(15.6,17.3)	12.1	(10.1,14.4)	9.8	(8.1,11.8)	20.0	(16.6,23.8)	5.7	(4.2,7.8)	40.2	(35.8,44.7)	12.3	(10.3,14.6)	100
中部	16.9	(15.7,18.0)	11.7	(9.5,14.3)	12.1	(9.1,15.9)	17.4	(14.9,20.1)	5.1	(3.9,6.6)	39.1	(35.5,42.8)	14.6	(12.2,17.3)	100
西部	14.7	(13.7,15.7)	14.1	(11.1,17.7)	14.3	(11.5,17.7)	20.8	(16.0,26.5)	7.6	(5.0,11.4)	35.0	(31.0,39.3)	8.2	(6.2,10.9)	100

[1] 现在吸卷烟者包括现在每日和偶尔吸机制卷烟者和吸手卷烟者

[2] 仅报告 25 岁以上应答者的教育水平。

表 4-6a 15 岁及以上现在每日吸卷烟者平均每日吸烟量和百分构成

人口学特征	平均每日吸烟量[1]		平均每日吸烟量分布[1]												合计
			<5		5~9		10~14		15~19		20~24		≥25		
	平均值(95% *CI*)		百分率(95% *CI*)												
总体	17.9	(17.3, 18.5)	4.6	(3.6, 5.7)	10.7	(9.2, 12.3)	21.4	(18.9, 24.1)	7.0	(5.6, 8.7)	43.2	(40.7, 45.8)	13.2	(11.7, 14.8)	100
性别															
男性	18.1	(17.4, 18.7)	4.4	(3.4, 5.6)	10.4	(8.9, 12.1)	21.1	(18.6, 23.9)	7.0	(5.6, 8.8)	43.9	(41.3, 46.5)	13.2	(11.7, 14.8)	100
女性	14.2	(12.0, 16.4)	10.1	(5.7, 17.3)	19.3	(11.7, 30.0)	29.2	(21.4, 38.4)	5.4	(2.8, 10.2)	24.3	(17.0, 33.5)	11.7	(6.8, 19.2)	100
年龄 / 岁															100
15~24	14.7	(13.1, 16.3)	4.6	(2.0, 9.9)	19.2	(12.1, 29.2)	20.8	(11.9, 33.9)	15.9	(8.3, 28.4)	36.1	(25.6, 48.3)	3.3	(1.1, 9.0)	100
25~44	16.6	(15.7, 17.5)	3.9	(2.7, 5.7)	12.0	(9.4, 15.2)	26.7	(22.6, 31.3)	6.2	(4.7, 8.2)	41.5	(37.3, 45.9)	9.6	(7.6, 12.0)	100
45~64	19.9	(19.1, 20.7)	3.8	(2.8, 5.3)	6.9	(5.6, 8.4)	17.8	(15.7, 20.1)	6.3	(4.9, 8.2)	47.6	(44.7, 50.6)	17.5	(15.4, 20.0)	100
65+	17.9	(16.9, 18.8)	9.1	(6.5, 12.7)	13.3	(11.0, 16.0)	16.8	(14.1, 20.0)	5.3	(3.9, 7.3)	38.7	(34.5, 43.0)	16.8	(14.0, 19.9)	100
居住地															
城市	17.6	(16.8, 18.4)	5.0	(3.7, 6.7)	10.4	(8.8, 12.2)	23.6	(20.4, 27.2)	6.3	(5.0, 8.0)	42.8	(39.2, 46.3)	11.9	(10.1, 14.0)	100
农村	18.4	(17.5, 19.2)	4.0	(3.0, 5.5)	11.0	(8.5, 14.2)	18.6	(15.0, 22.8)	7.8	(5.5, 11.0)	43.8	(40.3, 47.5)	14.7	(12.4, 17.4)	100
教育水平[2]															
小学及以下	19.1	(18.1, 20.1)	6.2	(4.6, 8.4)	10.4	(8.3, 13.0)	17.4	(14.7, 20.5)	5.9	(4.5, 7.7)	42.5	(39.0, 46.2)	17.5	(15.0, 20.2)	100
初中	18.6	(17.7, 19.5)	4.2	(2.8, 6.1)	9.2	(7.1, 11.8)	19.4	(16.6, 22.6)	6.5	(4.9, 8.6)	46.3	(42.0, 50.7)	14.5	(12.2, 17.0)	100
高中毕业	17.2	(16.4, 18.1)	3.5	(2.0, 6.0)	8.3	(6.0, 11.4)	26.8	(22.8, 31.3)	6.1	(4.1, 9.1)	44.0	(39.4, 48.7)	11.3	(8.8, 14.4)	100
大专及以上	16.4	(14.5, 18.2)	3.2	(1.7, 6.0)	13.6	(10.1, 18.3)	30.0	(23.8, 37.1)	5.6	(3.4, 8.9)	38.7	(31.7, 46.2)	8.8	(5.8, 13.1)	100

续表

人口学特征	平均每日吸烟量[1]		平均每日吸烟量分布[1]												合计
			<5		5~9		10~14		15~19		20~24		≥25		
	平均值(95% *CI*)		百分率(95% *CI*)												
职业															
农民	19.2	(18.3,20.1)	5.4	(3.9,7.6)	8.2	(6.4,10.3)	17.8	(14.7,21.3)	7.4	(5.7,9.4)	43.9	(39.9,48.1)	17.3	(14.8,20.1)	100
政府/事业单位人员	15.9	(14.1,17.8)	1.7	(0.6,4.8)	12.8	(6.0,25.2)	28.1	(17.5,41.9)	5.1	(1.7,14.3)	42.8	(31.1,55.3)	9.5	(5.3,16.7)	100
企业、商业、服务业人员	16.9	(15.9,18.0)	4.5	(2.7,7.3)	11.7	(9.1,15.0)	27.2	(22.7,32.2)	4.8	(3.4,6.9)	41.6	(37.3,46.1)	10.1	(8.0,12.7)	100
教师	17.9	(14.1,21.6)	1.0	(0.1,7.4)	15.6	(3.8,46.3)	19.5	(8.0,40.5)	2.7	(0.4,17.7)	48.1	(32.6,64.0)	13.1	(4.0,35.1)	100
医务工作者	15.9	(11.9,20.0)	8.8	(2.6,25.5)	16.7	(5.7,40.0)	19.6	(7.2,43.3)	11.7	(2.6,39.9)	33.1	(17.2,54.1)	10.1	(3.3,26.9)	100
无业	17.4	(15.8,19.0)	3.3	(1.6,6.6)	13.4	(7.9,21.8)	20.5	(13.4,30.1)	7.4	(3.6,14.6)	45.3	(37.4,53.5)	10.0	(6.5,15.2)	100
其他	17.8	(16.8,18.9)	4.1	(2.7,6.0)	11.7	(9.1,14.9)	19.1	(15.7,23.1)	9.2	(5.7,14.7)	43.6	(39.4,47.9)	12.3	(9.9,15.2)	100
地区															
东部	18.3	(17.4,19.3)	4.4	(2.8,6.8)	8.6	(7.0,10.5)	21.5	(17.7,26.0)	6.5	(4.7,8.9)	45.2	(40.6,49.9)	13.8	(11.5,16.4)	100
中部	18.8	(17.7,19.9)	4.2	(2.8,6.2)	10.9	(8.1,14.5)	18.8	(16.0,22.0)	5.7	(4.4,7.4)	43.9	(40.3,47.6)	16.4	(13.8,19.4)	100
西部	16.7	(15.6,17.8)	5.1	(3.6,7.1)	12.9	(10.1,16.4)	23.6	(18.3,29.9)	8.7	(5.7,13.1)	40.3	(35.8,45.0)	9.5	(7.1,12.5)	100

[1] 现在每日吸卷烟者包括现在每日吸机制卷烟者和吸手卷烟者。

[2] 仅报告25岁以上应答者的教育水平。

表 4-7 15 岁及以上每日吸烟者开始每日吸烟的平均年龄和百分构成

人口学特征	开始每日吸烟的平均年龄[1]		开始每日吸烟的年龄[1]								
			<15		15~17		18~22		≥ 23		合计
	平均值(95% *CI*)		百分率(95% *CI*)								
总体	21.1	(20.9, 21.4)	4.7	(3.8, 5.7)	17.5	(15.9, 19.2)	50.3	(48.2, 52.5)	27.5	(25.5, 29.6)	100
性别											
男性	20.9	(20.7, 21.2)	4.5	(3.7, 5.6)	17.8	(16.2, 19.5)	51.3	(49.1, 53.5)	26.4	(24.4, 28.5)	100
女性	26.6	(24.5, 28.7)	9.2	(5.8, 14.3)	8.9	(5.0, 15.3)	25.6	(18.2, 34.7)	56.3	(46.8, 65.4)	100
年龄 / 岁											
15~24	17.2	(16.6, 17.8)	12.0	(6.1, 22.3)	32.1	(23.9, 41.6)	55.9	(46.8, 64.6)	0.0	N/A	100
25~44	20.1	(19.8, 20.4)	3.8	(2.7, 5.5)	17.7	(15.0, 20.9)	56.5	(52.8, 60.2)	21.9	(18.6, 25.5)	100
45~64	21.6	(21.2, 21.9)	4.4	(3.5, 5.4)	16.0	(14.2, 18.1)	48.8	(46.4, 51.3)	30.8	(28.1, 33.6)	100
65+	24.0	(23.4, 24.7)	3.9	(2.8, 5.5)	13.7	(11.6, 16.2)	38.3	(35.0, 41.8)	44.0	(40.4, 47.6)	100
居住地											
城市	21.0	(20.7, 21.3)	4.5	(3.4, 5.9)	16.7	(14.8, 18.8)	52.3	(49.2, 55.4)	26.5	(23.8, 29.3)	100
农村	21.3	(20.9, 21.7)	5.0	(3.7, 6.7)	18.4	(16.0, 21.1)	47.9	(45.0, 50.8)	28.7	(25.8, 31.7)	100
教育水平[2]											
小学及以下	21.8	(21.3, 22.3)	6.7	(5.3, 8.5)	19.2	(16.7, 21.9)	43.5	(40.4, 46.7)	30.6	(27.5, 33.8)	100
初中	21.0	(20.7, 21.4)	3.6	(2.6, 4.8)	17.6	(15.1, 20.4)	51.5	(48.3, 54.8)	27.3	(24.5, 30.4)	100
高中毕业	21.7	(21.2, 22.2)	1.6	(0.9, 2.7)	12.2	(8.9, 16.5)	55.0	(50.3, 59.6)	31.3	(27.0, 35.9)	100
大专及以上	21.5	(21.0, 22.1)	3.1	(1.7, 5.7)	10.5	(8.0, 13.8)	53.2	(47.5, 58.9)	33.1	(27.6, 39.1)	100

续表

人口学特征	开始每日吸烟的平均年龄[1]		开始每日吸烟的年龄[1]								合计
			<15		15~17		18~22		≥ 23		
	平均值(95% *CI*)		百分率(95% *CI*)								
职业											
农民	21.3	(20.8,21.8)	5.7	(4.2,7.7)	16.6	(13.9,19.6)	48.3	(44.2,52.5)	29.4	(26.1,32.8)	100
政府 / 事业单位人员	19.9	(19.0,20.7)	6.1	(2.7,13.3)	16.8	(9.3,28.4)	51.5	(41.5,61.5)	25.5	(18.1,34.7)	100
企业、商业、服务业人员	20.4	(20.0,20.8)	4.7	(3.1,6.8)	18.8	(15.3,22.9)	54.7	(50.7,58.7)	21.8	(18.6,25.5)	100
教师	23.9	(22.0,25.8)	1.2	(0.2,8.5)	8.9	(3.3,22.2)	43.8	(30.5,58.0)	46.0	(32.5,60.2)	100
医务工作者	20.3	(18.9,21.7)	3.4	(0.6,16.8)	13.8	(4.3,36.1)	58.5	(39.6,75.2)	24.3	(10.9,45.5)	100
无业	21.9	(21.0,22.9)	3.1	(1.8,5.4)	19.9	(14.2,27.3)	43.1	(36.5,49.9)	33.9	(26.0,42.8)	100
其他	21.5	(21.0,22.0)	3.8	(2.7,5.4)	17.3	(14.6,20.4)	50.1	(45.8,54.4)	28.8	(25.2,32.6)	100
地区											
东部	21.5	(21.1,21.8)	4.6	(3.4,6.2)	15.5	(13.2,18.1)	49.6	(45.6,53.6)	30.3	(26.9,33.9)	100
中部	21.0	(20.5,21.6)	5.0	(3.5,7.0)	17.0	(14.8,19.5)	51.5	(48.5,54.5)	26.5	(23.7,29.5)	100
西部	20.8	(20.3,21.2)	4.6	(3.1,6.8)	20.3	(17.2,23.8)	50.1	(46.2,54.1)	24.9	(21.2,29.0)	100

[1] 包括 20~34 岁的现在每日吸烟者和曾经每日吸烟者。

[2] 仅报告 25 岁以上应答者的教育水平。

N/A- 估计值为 0。

表 4-7a 20~34 岁每日吸烟者开始每日吸烟的平均年龄和百分构成

人口学特征	开始每日吸烟的平均年龄[1]		开始每日吸烟的年龄[1]								合计
			<15		15~16		17~19		≥20		
	平均值(95% *CI*)		百分率(95% *CI*)								
总体	18.9	(18.6,19.3)	6.2	(3.9,9.7)	14.1	(10.6,18.5)	36.0	(30.0,42.5)	43.7	(37.4,50.2)	100
性别											
男性	18.9	(18.5,19.3)	6.2	(3.8,9.8)	14.1	(10.6,18.5)	36.5	(30.5,43.0)	43.2	(36.9,49.8)	100
女性	-	-	-	-	-	-	-	-	-	-	100
居住地											
城市	19.1	(18.6,19.5)	5.8	(3.2,10.3)	15.0	(10.1,21.6)	34.1	(28.1,40.8)	45.0	(38.1,52.2)	100
农村	18.7	(18.1,19.4)	6.7	(3.1,14.0)	12.8	(8.8,18.1)	38.8	(27.8,51.0)	41.7	(30.4,53.9)	100
教育水平[2]											
小学及以下	18.4	(16.4,20.3)	21.7	(8.4,45.4)	5.2	(1.2,19.9)	34.4	(15.3,60.2)	38.7	(17.9,64.7)	100
初中	19.2	(18.5,20.0)	3.6	(1.5,8.4)	21.9	(13.7,33.1)	26.5	(19.4,35.1)	48.0	(38.0,58.2)	100
高中毕业	19.2	(18.5,19.8)	0.4	(0.1,1.3)	16.6	(8.0,31.3)	39.7	(26.5,54.7)	43.2	(31.5,55.8)	100
大专及以上	20.3	(19.6,21.0)	4.6	(2.0,10.4)	7.2	(3.9,13.0)	25.3	(17.2,35.5)	62.9	(52.4,72.3)	100
职业											
农民	18.9	(17.8,20.0)	8.4	(3.2,20.7)	8.5	(4.5,15.3)	39.2	(25.8,54.4)	43.9	(31.5,57.1)	100
政府 / 事业单位人员	18.9	(17.5,20.4)	5.0	(1.3,17.1)	21.7	(7.0,50.7)	26.6	(10.5,52.7)	46.8	(24.3,70.6)	100
企业、商业、服务业人员	18.9	(18.4,19.5)	6.9	(3.9,12.1)	17.1	(11.1,25.6)	30.7	(23.6,38.8)	45.3	(36.5,54.3)	100
教师	-	-	-	-	-	-	-	-	-	-	100
医务工作者	-	-	-	-	-	-	-	-	-	-	100
无业	19.7	(18.4,21.0)	0.0	N/A	15.1	(4.7,38.9)	34.0	(15.8,58.7)	50.9	(27.8,73.7)	100
其他	18.7	(18.2,19.2)	3.9	(1.1,13.1)	10.3	(5.8,17.6)	48.7	(34.1,63.5)	37.1	(26.2,49.6)	100
地区											
东部	19.3	(18.6,20.0)	6.1	(3.1,11.9)	9.8	(5.5,16.9)	35.3	(26.6,45.1)	48.7	(39.4,58.2)	100
中部	18.6	(17.7,19.4)	7.0	(2.7,16.6)	12.7	(7.8,20.0)	41.2	(31.2,52.0)	39.1	(29.5,49.7)	100
西部	18.8	(18.4,19.2)	5.8	(2.6,12.6)	19.4	(13.3,27.5)	33.4	(22.7,46.1)	41.4	(29.9,53.9)	100

[1] 包括 20~34 岁的现在每日吸烟者和曾经每日吸烟者。

[2] 仅报告 25 岁以上应答者的教育水平。

- 未加权样本量小于 25,不显示结果。

N/A- 估计值为 0。

表 4-8　15 岁及以上现在烟草使用者的百分构成

人口学特征	现在烟草使用者[1]		烟草使用类型						合计
			有烟烟草		无烟烟草		有烟 / 无烟烟草		
			百分率（95% *CI*）						
总体	26.6	(25.4, 27.8)	96.8	(95.3, 97.8)	0.1	(0.1, 0.3)	3.1	(2.1, 4.6)	100
性别									
男性	50.5	(48.7, 52.4)	96.9	(95.3, 97.9)	0.1	(0.0, 0.3)	3.0	(2.0, 4.6)	100
女性	2.1	(1.7, 2.6)	95.0	(90.4, 97.5)	0.5	(0.2, 1.9)	4.4	(2.1, 9.2)	100
年龄 / 岁									
15~24	18.6	(15.3, 22.3)	97.5	(94.2, 98.9)	0.0	N/A	2.5	(1.1, 5.8)	100
25~44	27.5	(25.7, 29.4)	96.0	(93.0, 97.8)	0.3	(0.1, 0.8)	3.7	(2.0, 6.7)	100
45~64	30.2	(28.7, 31.8)	97.0	(95.7, 97.9)	0.0	(0.0, 0.2)	3.0	(2.1, 4.3)	100
65+	23.1	(21.2, 25.1)	98.0	(96.6, 98.9)	0.0	(0.0, 0.2)	2.0	(1.1, 3.4)	100
居住地									
城市	25.1	(23.7, 26.5)	96.3	(93.8, 97.8)	0.0	(0.0, 0.2)	3.6	(2.1, 6.1)	100
农村	28.9	(26.9, 31.1)	97.4	(95.5, 98.5)	0.2	(0.1, 0.7)	2.4	(1.3, 4.2)	100
教育水平[2]									
小学及以下	24.7	(23.1, 26.4)	98.2	(97.2, 98.9)	0.3	(0.1, 0.9)	1.5	(1.0, 2.4)	100
初中	32.7	(30.8, 34.7)	96.7	(94.1, 98.1)	0.2	(0.0, 0.7)	3.2	(1.7, 5.7)	100
高中毕业	32.2	(29.6, 34.9)	95.6	(92.0, 97.7)	0.0	N/A	4.4	(2.3, 8.0)	100
大专及以上	20.5	(18.4, 22.8)	95.0	(91.0, 97.3)	0.0	N/A	5.0	(2.7, 9.0)	100
职业									
农民	30.7	(28.8, 32.7)	97.6	(95.9, 98.6)	0.2	(0.1, 0.7)	2.2	(1.2, 3.8)	100
政府 / 事业单位人员	26.2	(21.6, 31.4)	97.5	(93.8, 99.0)	0.3	(0.1, 1.3)	2.2	(0.8, 5.5)	100
企业、商业、服务业人员	30.7	(28.3, 33.2)	96.8	(93.8, 98.3)	0.1	(0.0, 0.7)	3.1	(1.6, 6.1)	100
教师	9.9	(7.0, 13.7)	99.5	(96.4, 99.9)	0.5	(0.1, 3.6)	0.0	N/A	100
医务工作者	14.2	(9.8, 20.1)	88.9	(71.6, 96.2)	0.0	N/A	11.1	(3.8, 28.4)	100
无业	16.9	(14.0, 20.2)	98.8	(96.5, 99.6)	0.0	N/A	1.2	(0.4, 3.5)	100
其他	24.3	(22.4, 26.2)	95.3	(91.9, 97.3)	0.1	(0.0, 0.5)	4.6	(2.6, 8.0)	100
地区									
东部	24.3	(22.5, 26.2)	97.6	(94.4, 99.0)	0.0	N/A	2.4	(1.0, 5.6)	100
中部	27.4	(25.7, 29.3)	97.3	(94.9, 98.5)	0.0	(0.0, 0.2)	2.7	(1.4, 5.0)	100
西部	29.0	(26.6, 31.5)	95.5	(91.9, 97.5)	0.4	(0.1, 1.0)	4.2	(2.3, 7.7)	100

[1] 包括每日和偶尔（少于每日）有烟和无烟烟草使用者。

[2] 仅报告 25 岁以上应答者的教育水平。

N/A- 估计值为 0。

表 4-9 15 岁及以上使用机制卷烟的现在吸烟者最近一次给自己购买卷烟类型的百分比例

人口学特征	最近一次购买卷烟的类型									
	细支卷烟		低焦油		薄荷口味		含中草药		水果口味	
	百分率(95% *CI*)									
总体	33.0	(28.6,37.7)	42.4	(38.1,47.0)	2.8	(2.2,3.7)	0.8	(0.5,1.3)	1.3	(0.8,1.9)
性别										
男性	32.8	(28.4,37.5)	42.3	(37.9,46.9)	2.8	(2.1,3.7)	0.8	(0.5,1.3)	1.2	(0.8,1.9)
女性	38.9	(30.0,48.7)	46.8	(35.5,58.4)	4.7	(2.2,9.9)	0.0	N/A	1.6	(0.4,6.1)
年龄 / 岁										
15~24	36.4	(25.5,48.8)	42.3	(32.9,52.3)	4.3	(2.0,9.2)	0.0	N/A	3.2	(1.2,8.0)
25~44	39.2	(33.8,44.9)	49.0	(42.9,55.1)	3.7	(2.5,5.5)	1.0	(0.5,2.1)	1.5	(0.9,2.5)
45~64	27.1	(22.9,31.6)	38.0	(33.6,42.6)	2.0	(1.3,3.2)	0.8	(0.4,1.3)	0.8	(0.4,1.9)
65+	27.4	(21.8,34.0)	31.3	(25.9,37.4)	1.0	(0.5,2.2)	0.5	(0.1,2.6)	0.1	(0.0,0.5)
居住地										
城市	36.6	(31.5,42.1)	46.9	(40.6,53.3)	3.0	(2.1,4.3)	0.5	(0.3,1.0)	1.6	(1.0,2.6)
农村	27.9	(20.9,36.2)	35.6	(29.3,42.5)	2.6	(1.7,4.0)	1.1	(0.5,2.4)	0.8	(0.4,1.6)
教育水平[1]										
小学及以下	26.8	(21.1,33.5)	27.3	(22.3,32.8)	1.6	(0.9,2.6)	0.6	(0.3,1.4)	0.2	(0.1,0.6)
初中	29.0	(24.7,33.8)	41.0	(35.8,46.4)	2.2	(1.4,3.6)	1.0	(0.5,1.9)	0.9	(0.4,1.7)
高中毕业	35.2	(28.9,42.1)	47.2	(40.4,54.2)	2.5	(1.3,4.7)	0.9	(0.3,2.4)	1.8	(0.7,4.5)
大专及以上	51.7	(43.3,60.0)	67.0	(60.1,73.3)	6.5	(3.9,10.6)	0.8	(0.3,2.3)	2.2	(1.2,4.1)
职业										
农民	28.6	(21.4,37.1)	32.8	(26.4,39.9)	2.6	(1.4,4.6)	0.8	(0.3,1.9)	0.7	(0.2,2.1)
政府 / 事业单位人员	43.1	(31.5,55.6)	62.7	(51.2,73.0)	2.1	(0.6,6.7)	1.0	(0.1,6.7)	2.4	(0.7,7.6)
企业、商业、服务业人员	34.5	(28.6,40.9)	46.9	(41.3,52.6)	2.4	(1.4,4.0)	0.8	(0.4,1.6)	1.5	(0.8,3.0)
教师	37.9	(17.5,63.7)	72.2	(52.8,85.7)	3.7	(0.8,14.5)	1.0	(0.1,7.5)	0.0	N/A
医务工作者	52.8	(34.6,70.4)	73.0	(53.7,86.3)	13.0	(4.8,30.3)	3.0	(0.8,11.1)	4.4	(0.6,25.6)
无业	32.5	(22.2,44.9)	38.7	(26.8,52.2)	5.8	(2.3,14.1)	0.1	(0.0,0.6)	0.0	N/A
其他	34.4	(28.9,40.3)	44.0	(37.5,50.6)	2.6	(1.6,4.3)	0.7	(0.3,1.6)	1.6	(0.7,3.3)
地区										
东部	30.4	(24.4,37.1)	37.3	(31.0,44.0)	2.1	(1.4,3.1)	0.7	(0.2,2.1)	1.4	(0.7,2.6)
中部	32.2	(25.3,40.0)	42.4	(34.7,50.6)	2.5	(1.5,4.2)	0.4	(0.2,1.0)	0.4	(0.1,1.2)
西部	36.7	(27.5,47.1)	48.6	(39.7,57.6)	4.0	(2.6,6.2)	1.1	(0.6,2.3)	1.9	(1.1,3.4)

[1] 仅报告 25 岁以上应答者的教育水平。

N/A- 估计值为 0。

表 5-1　15 岁及以上人群的戒烟比、戒烟率和复吸率

人口学特征	戒烟比[1]		戒烟率[2]		复吸率[3]	
	百分率(95% *CI*)					
总体	15.6	(14.1,17.2)	20.1	(18.4,21.9)	66.0	(63.3,68.7)
性别						
男性	15.3	(13.8,17.0)	19.6	(17.9,21.5)	66.6	(63.8,69.3)
女性	23.0	(16.3,31.4)	30.2	(24.6,36.5)	55.8	(48.5,62.8)
年龄 / 岁						
15~24	1.3	(0.5,3.5)	8.1	(4.1,15.4)	82.6	(67.9,91.4)
25~44	6.3	(4.9,8.0)	12.1	(10.2,14.4)	78.8	(74.9,82.3)
45~64	18.7	(16.6,21.0)	22.5	(20.4,24.7)	62.9	(60.0,65.7)
65+	34.5	(31.1,38.2)	38.7	(35.2,42.3)	42.0	(38.5,45.7)
居住地						
城市	15.2	(13.2,17.4)	20.0	(17.9,22.2)	65.8	(62.5,68.9)
农村	16.2	(14.0,18.7)	20.3	(17.7,23.2)	66.4	(61.9,70.6)
教育水平[4]						
小学及以下	20.6	(18.1,23.3)	24.5	(21.7,27.4)	59.5	(55.7,63.2)
初中	15.4	(13.3,17.6)	19.7	(17.4,22.3)	66.0	(62.2,69.7)
高中毕业	14.9	(12.1,18.3)	19.7	(16.7,23.1)	69.1	(64.3,73.6)
大专及以上	14.7	(11.6,18.5)	20.4	(16.9,24.3)	67.4	(60.6,73.6)
职业						
农民	16.6	(14.4,19.1)	20.4	(17.9,23.0)	64.6	(60.8,68.3)
政府 / 事业单位人员	12.2	(7.3,19.5)	15.9	(10.6,23.3)	77.5	(67.6,85.1)
企业、商业、服务业人员	8.8	(6.8,11.3)	14.6	(12.0,17.7)	73.8	(68.8,78.3)
教师	33.0	(22.4,45.8)	33.5	(23.4,45.3)	57.3	(43.4,70.1)
医务工作者	10.8	(4.0,26.0)	20.5	(7.5,45.3)	68.9	(40.2,88.0)
无业	19.8	(15.3,25.2)	26.8	(21.1,33.4)	58.1	(48.5,67.2)
其他	20.1	(17.4,23.1)	23.8	(21.0,26.9)	61.4	(57.0,65.5)
地区						
东部	17.7	(15.2,20.5)	21.8	(19.1,24.8)	61.8	(57.7,65.8)
中部	16.7	(14.3,19.3)	21.5	(18.9,24.4)	64.5	(61.0,67.9)
西部	12.1	(9.6,15.1)	16.7	(13.7,20.3)	72.3	(66.7,77.3)

[1] 曾经和现在每日吸烟者中,曾经每日吸烟者所占比例。

[2] 曾经和现在吸烟者中,曾经吸烟者所占比例。

[3] 尝试过戒烟的现在吸烟者和曾经吸烟者中,现在吸烟者所占比例。

[4] 仅报告 25 岁以上应答者的教育水平。

表 5-2 15 岁及以上每日吸烟者醒后吸第一支烟的时间间隔分布的百分构成

人口学特征	醒后吸第一支烟的时间间隔（分钟）								合计
	≤ 5		6~30		31~60		>60		
	百分率（95% *CI*）								
总体	24.7	(22.5,27.1)	28.6	(26.4,30.9)	16.9	(15.1,18.9)	29.8	(27.3,32.4)	100
性别									
男性	24.6	(22.3,27.1)	28.5	(26.2,30.9)	17.1	(15.2,19.1)	29.8	(27.3,32.4)	100
女性	27.3	(19.5,36.8)	31.4	(22.0,42.5)	11.8	(7.5,18.2)	29.5	(22.2,38.0)	100
年龄 / 岁									
15~24	22.0	(13.4,33.9)	25.8	(17.5,36.4)	23.4	(14.0,36.3)	28.8	(18.9,41.3)	100
25~44	18.7	(15.9,21.9)	30.4	(26.7,34.4)	18.4	(15.6,21.5)	32.5	(28.6,36.6)	100
45~64	28.9	(26.1,31.9)	28.6	(26.1,31.3)	14.9	(12.9,17.1)	27.6	(25.3,30.1)	100
65+	31.2	(26.9,35.8)	24.8	(20.9,29.1)	14.7	(12.1,17.8)	29.3	(25.0,34.0)	100
居住地									
城市	21.7	(19.2,24.6)	29.9	(26.9,33.0)	16.2	(14.0,18.6)	32.2	(28.6,36.0)	100
农村	28.4	(25.1,32.0)	27.0	(24.0,30.2)	17.8	(14.9,21.0)	26.8	(23.7,30.0)	100
教育水平[1]									
小学及以下	33.2	(29.4,37.2)	26.0	(22.8,29.6)	15.9	(13.2,18.9)	24.9	(21.5,28.7)	100
初中	24.0	(21.3,26.9)	29.0	(25.7,32.5)	17.3	(15.1,19.8)	29.8	(26.2,33.6)	100
高中毕业	19.9	(16.7,23.6)	33.0	(27.3,39.1)	15.4	(12.2,19.3)	31.7	(26.4,37.7)	100
大专及以上	15.6	(11.0,21.5)	29.0	(23.4,35.4)	15.4	(11.5,20.3)	40.0	(34.3,45.9)	100
职业									
农民	30.9	(27.2,34.9)	27.7	(24.1,31.5)	15.9	(13.2,18.9)	25.5	(22.4,28.9)	100
政府 / 事业单位人员	19.7	(11.5,31.6)	25.2	(16.0,37.2)	21.8	(13.5,33.1)	33.4	(22.8,45.9)	100
企业、商业、服务业人员	18.2	(15.1,21.8)	30.6	(26.7,34.8)	19.5	(16.2,23.3)	31.7	(26.7,37.1)	100
教师	20.8	(10.5,37.0)	27.7	(15.2,45.0)	10.0	(2.4,33.3)	41.6	(25.0,60.3)	100
医务工作者	17.3	(7.2,36.2)	26.9	(12.8,47.8)	11.6	(4.8,25.7)	44.2	(24.7,65.6)	100
无业	26.6	(19.9,34.6)	30.6	(23.7,38.4)	13.8	(7.6,23.7)	29.0	(21.9,37.3)	100
其他	24.0	(19.4,29.3)	27.4	(23.6,31.7)	15.9	(13.4,18.9)	32.6	(28.4,37.2)	100
地区									
东部	22.8	(19.2,26.9)	27.9	(24.4,31.7)	17.6	(14.2,21.6)	31.6	(28.0,35.5)	100
中部	28.2	(24.4,32.4)	26.6	(22.8,30.8)	14.3	(12.1,16.9)	30.8	(27.0,34.9)	100
西部	23.7	(19.9,27.9)	31.2	(27.4,35.3)	18.4	(15.5,21.7)	26.7	(22.0,32.0)	100

[1] 仅报告 25 岁以上应答者的教育水平。

表 5-3　15 岁及以上现在吸烟者戒烟意愿的百分构成

人口学特征	戒烟意愿[1]										合计
	计算 1 个月内戒烟		考虑在 12 个月内戒烟		会戒烟，但不在12 个月内		没有戒烟打算		不知道		
	百分率（95% *CI*）										
总体	5.6	(4.6,6.7)	10.6	(9.2,12.1)	22.5	(20.4,24.7)	54.4	(51.6,57.1)	7.0	(5.8,8.4)	100
性别											
男性	5.4	(4.5,6.6)	10.6	(9.3,12.2)	22.8	(20.7,25.0)	54.2	(51.5,57.0)	6.9	(5.7,8.3)	100
女性	8.5	(4.6,15.2)	9.1	(5.3,15.1)	15.0	(10.0,21.8)	57.5	(48.5,66.1)	9.9	(6.1,15.8)	100
年龄 / 岁											
15~24	9.3	(4.6,17.9)	11.6	(6.6,19.4)	22.3	(15.8,30.6)	47.0	(37.2,56.9)	9.8	(5.0,18.4)	100
25~44	5.1	(3.8,6.9)	11.7	(9.6,14.3)	25.3	(22.1,28.8)	49.6	(46.0,53.2)	8.2	(6.4,10.6)	100
45~64	5.5	(4.3,6.9)	10.0	(8.5,11.8)	21.6	(19.2,24.2)	57.5	(54.2,60.7)	5.5	(4.1,7.3)	100
65+	4.3	(3.0,6.2)	7.8	(6.1,9.8)	16.4	(13.3,20.1)	65.6	(61.1,69.9)	5.9	(4.2,8.3)	100
居住地											
城市	4.0	(3.0,5.3)	10.2	(8.5,12.2)	21.9	(19.4,24.6)	56.4	(52.6,60.1)	7.5	(6.1,9.3)	100
农村	7.6	(5.8,9.8)	11.1	(9.1,13.4)	23.3	(20.0,27.0)	51.7	(48.2,55.2)	6.3	(4.5,8.9)	100
教育水平[2]											
小学及以下	6.3	(4.9,8.1)	8.7	(6.9,11.1)	18.1	(15.4,21.2)	61.3	(57.5,65.0)	5.6	(3.8,8.1)	100
初中	5.2	(3.7,7.2)	9.7	(7.8,12.0)	22.8	(19.5,26.3)	55.8	(51.7,59.7)	6.6	(5.0,8.7)	100
高中毕业	3.2	(2.1,4.7)	11.7	(8.9,15.1)	28.2	(23.9,32.8)	49.2	(44.0,54.4)	7.8	(5.5,10.9)	100
大专及以上	5.6	(3.4,9.1)	15.2	(11.2,20.3)	23.3	(17.8,29.7)	47.9	(40.8,55.1)	8.0	(5.5,11.5)	100

续表

人口学特征	戒烟意愿[1]										合计
	计算1个月内戒烟		考虑在12个月内戒烟		会戒烟，但不在12个月内		没有戒烟打算		不知道		
	百分率(95% *CI*)										
职业											
农民	7.1	(5.5,9.0)	9.7	(7.8,12.1)	22.6	(19.1,26.5)	54.1	(49.9,58.2)	6.5	(4.6,9.2)	100
政府/事业单位人员	2.3	(0.8,6.3)	24.4	(14.9,37.2)	18.7	(12.5,27.2)	48.9	(38.1,59.7)	5.7	(2.8,11.6)	100
企业、商业、服务业人员	5.4	(3.6,7.9)	10.0	(7.8,12.7)	25.9	(22.3,29.9)	52.3	(48.1,56.4)	6.4	(4.7,8.8)	100
教师	1.7	(0.2,11.5)	20.6	(10.1,37.4)	27.0	(10.9,52.8)	41.5	(22.1,63.9)	9.3	(3.4,23.0)	100
医务工作者	11.8	(3.8,31.1)	18.1	(7.3,38.2)	24.0	(11.1,44.5)	34.6	(19.4,53.8)	11.5	(3.4,32.4)	100
无业	6.2	(2.7,13.6)	10.7	(7.1,15.8)	24.2	(17.0,33.2)	54.7	(45.5,63.5)	4.2	(2.5,7.0)	100
其他	3.9	(2.6,6.0)	10.1	(7.9,12.8)	18.2	(15.4,21.5)	58.7	(54.4,62.9)	9.1	(6.8,11.9)	100
地区											
东部	4.6	(3.4,6.2)	10.1	(7.9,12.8)	20.9	(18.0,24.2)	58.4	(53.8,62.8)	6.0	(4.3,8.2)	100
中部	5.4	(4.2,7.0)	10.0	(7.8,12.7)	22.3	(18.2,27.0)	53.4	(48.0,58.8)	8.8	(6.5,11.9)	100
西部	6.8	(4.7,9.7)	11.6	(9.4,14.3)	24.5	(21.0,28.3)	50.6	(46.8,54.4)	6.6	(4.7,9.1)	100

[1] 现在每日和偶尔(少于每日)吸烟者。
[2] 仅报告25岁以上应答者的教育水平。

表 5-4 15 岁及以上在过去 12 个月尝试戒烟的吸烟者的百分比例和过去 12 个月内收到医生戒烟建议的百分比例

人口学特征	曾尝试戒烟		看过医生[1]		被询问是否吸烟[2]		收到医生的戒烟建议[2]	
	百分率(95% *CI*)							
总体	19.8	(18.1,21.6)	35.6	(33.2,38.2)	58.3	(54.8,61.7)	46.4	(42.7,50.2)
性别								
男性	19.6	(17.9,21.5)	35.6	(33.1,38.2)	58.4	(54.8,61.8)	46.4	(42.6,50.3)
女性	23.5	(16.8,31.8)	36.4	(29.0,44.6)	57.0	(42.8,70.1)	46.7	(34.2,59.7)
年龄 / 岁								
15~24	23.6	(16.5,32.7)	32.0	(23.3,42.1)	37.5	(24.5,52.7)	24.3	(12.8,41.4)
25~44	21.6	(19.0,24.5)	31.6	(27.4,36.2)	52.4	(46.8,58.0)	37.6	(31.3,44.2)
45~64	18.1	(16.1,20.2)	36.3	(33.7,39.0)	63.4	(58.7,67.8)	53.3	(48.6,58.1)
65+	16.4	(13.7,19.5)	49.3	(44.9,53.6)	69.2	(63.3,74.5)	59.8	(53.6,65.7)
居住地								
城市	19.8	(17.6,22.1)	35.4	(32.2,38.9)	56.4	(51.4,61.2)	44.2	(39.1,49.5)
农村	19.8	(17.0,22.8)	35.9	(32.3,39.5)	60.8	(55.7,65.6)	49.3	(43.8,54.8)
教育水平[3]								
小学及以下	16.2	(13.8,18.8)	38.7	(35.3,42.2)	63.3	(58.4,68.0)	54.6	(49.4,59.7)
初中	18.2	(15.9,20.6)	35.3	(31.6,39.2)	60.4	(54.5,66.0)	49.0	(43.7,54.4)
高中毕业	21.4	(17.8,25.6)	33.1	(27.9,38.8)	58.1	(48.8,67.0)	44.0	(36.6,51.6)
大专及以上	27.5	(22.3,33.3)	36.2	(29.5,43.6)	55.5	(45.9,64.7)	38.5	(29.4,48.5)
职业								
农民	18.5	(15.8,21.6)	38.0	(34.1,42.1)	64.8	(59.0,70.2)	54.5	(48.8,60.0)
政府 / 事业单位人员	29.9	(20.1,42.0)	33.9	(23.9,45.6)	69.7	(52.0,83.0)	52.1	(36.1,67.7)
企业、商业、服务业人员	19.4	(16.4,22.9)	33.1	(29.2,37.3)	48.0	(40.6,55.4)	37.5	(31.0,44.6)
教师	36.3	(23.6,51.2)	25.3	(13.9,41.5)	-	-	-	-
医务工作者	17.9	(7.8,35.8)	14.8	(6.5,30.3)	-	-	-	-
无业	24.0	(18.2,31.0)	45.2	(36.6,54.1)	70.1	(60.0,78.5)	49.4	(35.5,63.3)
其他	19.1	(16.2,22.3)	34.5	(30.2,39.1)	54.9	(48.6,61.1)	42.7	(36.3,49.4)
地区								
东部	18.5	(16.4,20.9)	34.0	(30.2,38.0)	54.8	(49.6,59.9)	44.2	(38.9,49.7)
中部	18.2	(15.7,21.1)	35.3	(31.7,39.1)	57.8	(50.9,64.5)	46.7	(39.8,53.8)
西部	22.5	(19.0,26.5)	37.8	(32.8,43.0)	62.3	(56.6,67.7)	48.5	(41.2,55.9)

[1] 现在吸烟者和戒烟时长小于 12 个月的戒烟者。

[2] 过去 12 个月内看过医生的现在吸烟者和戒烟时长小于 12 个月的戒烟者。

[3] 仅报告 25 岁以上应答者的教育水平。

- 未加权样本量小于 25,不显示结果。

表 5-5 15 岁及以上曾经吸烟者戒烟时长的百分构成

人口学特征	戒烟时长 / 月[1]												合计
	<1		[1,3)		[3,6)		[6,12)		[12,24)		≥24		
	百分率(95% *CI*)												
总体	1.0	(0.5,1.8)	2.5	(1.6,3.9)	2.1	(1.3,3.4)	3.5	(2.4,5.0)	10.5	(8.2,13.4)	80.4	(77.5,83.0)	100
性别													
男性	1.0	(0.6,1.9)	2.6	(1.6,4.2)	2.2	(1.3,3.6)	3.5	(2.4,5.2)	10.5	(8.0,13.6)	80.1	(77.0,83.0)	100
女性	0.4	(0.1,3.1)	1.1	(0.2,4.8)	0.5	(0.1,2.9)	2.2	(0.7,7.1)	11.3	(6.0,20.4)	84.4	(75.4,90.5)	100
年龄 / 岁													
15~24	-	-	-	-	-	-	-	-	-	-	-	-	100
25~44	2.1	(0.7,5.7)	3.6	(1.4,8.8)	4.8	(2.1,10.3)	6.4	(3.1,13.0)	16.2	(10.6,23.9)	67.0	(58.7,74.3)	100
45~64	0.7	(0.3,1.6)	3.3	(1.9,5.7)	1.4	(0.7,2.6)	2.7	(1.6,4.4)	7.7	(5.3,11.0)	84.3	(80.6,87.4)	100
65+	0.2	(0.0,0.6)	0.9	(0.5,1.8)	1.5	(0.8,2.9)	2.0	(1.2,3.4)	6.6	(4.8,9.0)	88.8	(86.1,91.1)	100
居住地													
城市	0.8	(0.3,2.1)	2.6	(1.4,4.9)	1.3	(0.6,2.7)	3.3	(2.0,5.3)	10.6	(7.6,14.6)	81.3	(77.4,84.8)	100
农村	1.2	(0.5,2.7)	2.4	(1.4,4.3)	3.0	(1.5,5.8)	3.7	(2.0,6.5)	10.5	(7.0,15.4)	79.2	(74.3,83.4)	100
教育水平[2]													
小学及以下	0.8	(0.3,2.2)	2.7	(1.3,5.3)	1.6	(0.8,3.0)	1.9	(1.0,3.6)	9.4	(7.0,12.4)	83.6	(79.6,87.0)	100
初中	1.0	(0.3,2.9)	3.1	(1.4,6.8)	2.6	(1.3,5.3)	5.0	(2.9,8.5)	5.8	(3.9,8.7)	82.5	(77.6,86.5)	100
高中毕业	0.5	(0.1,3.4)	1.1	(0.4,3.2)	1.4	(0.4,5.6)	2.6	(0.9,7.6)	12.5	(7.3,20.5)	81.9	(74.0,87.8)	100
大专及以上	0.8	(0.1,5.7)	3.2	(1.1,9.0)	3.4	(0.8,13.0)	2.8	(0.8,9.6)	14.2	(7.8,24.5)	75.6	(66.5,82.9)	100

续表

人口学特征	戒烟时长 / 月[1]												合计
	<1		[1,3)		[3,6)		[6,12)		[12,24)		≥24		
	百分率(95% *CI*)												
职业													
农民	1.3	(0.5,3.2)	2.7	(1.4,5.0)	1.9	(1.1,3.2)	3.7	(2.0,6.6)	7.1	(5.2,9.7)	83.3	(79.5,86.5)	100
政府 / 事业单位人员	0.0	N/A	7.2	(1.0,37.0)	8.0	(2.1,26.6)	8.4	(1.4,37.1)	8.9	(3.0,23.8)	67.5	(45.8,83.6)	100
企业、商业、服务业人员	2.1	(0.8,5.6)	1.6	(0.6,4.5)	2.3	(0.8,6.2)	3.1	(1.3,7.2)	13.1	(8.0,20.7)	77.7	(69.9,84.0)	100
教师	-	-	-	-	-	-	-	-	-	-	-	-	100
医务工作者	-	-	-	-	-	-	-	-	-	-	-	-	100
无业	0.0	N/A	0.9	(0.2,3.9)	3.7	(0.9,14.9)	2.9	(0.9,8.8)	12.1	(4.3,29.6)	80.3	(65.2,89.9)	100
其他	0.4	(0.1,1.8)	2.7	(1.0,7.0)	1.3	(0.4,4.1)	3.4	(1.7,6.8)	11.4	(6.6,19.0)	80.7	(73.3,86.4)	100
地区													
东部	1.4	(0.7,3.0)	1.5	(0.6,3.6)	1.2	(0.6,2.4)	4.0	(2.2,7.0)	9.5	(7.0,12.7)	82.5	(78.9,85.6)	100
中部	0.7	(0.2,3.1)	2.4	(1.3,4.7)	2.7	(1.3,5.7)	2.7	(1.5,4.6)	10.6	(7.3,15.2)	80.8	(76.5,84.5)	100
西部	0.6	(0.2,2.6)	4.3	(2.0,8.7)	2.7	(0.9,7.3)	3.6	(1.7,7.6)	12.2	(6.6,21.4)	76.6	(68.2,83.3)	100

[1] 曾经吸烟者(现在非吸烟者)。

[2] 仅报告 25 岁以上应答者的教育水平。

- 未加权样本量小于 25,不显示结果。

N/A- 估计值为 0。

表 5-6　15 岁及以上过去 12 个月内戒烟 / 尝试过戒烟的人群其戒烟 / 尝试戒烟最主要原因的百分构成

人口学特征	戒烟 / 尝试戒烟最主要的原因[1]																合计
	所患疾病		担心影响今后健康		经济负担过重		家人反对		朋友的影响		医务人员建议		无烟政策限制		其他		
	百分率(95% *CI*)																
总体	26.6	(22.9,30.7)	38.7	(34.5,43.2)	8.0	(5.1,12.4)	14.9	(11.8,18.6)	2.4	(1.3,4.6)	3.8	(2.3,6.1)	0.9	(0.4,2.2)	4.7	(3.3,6.6)	100
吸烟状态																	
现在吸烟者[2]	25.2	(21.1,29.8)	38.9	(34.3,43.8)	8.7	(5.4,13.6)	15.6	(12.2,19.8)	2.6	(1.3,5.0)	3.4	(1.8,6.1)	0.9	(0.4,2.4)	4.7	(3.2,6.9)	100
曾经吸烟者[3]	37.8	(27.7,49.1)	37.2	(26.2,49.6)	2.9	(1.1,7.4)	9.0	(4.2,18.5)	1.2	(0.2,7.9)	7.0	(2.9,16.0)	0.5	(0.1,3.3)	4.5	(1.8,10.7)	100
性别																	
男性	26.8	(22.8,31.1)	38.7	(34.3,43.2)	8.2	(5.2,12.8)	15.1	(11.9,19.0)	2.5	(1.3,4.7)	3.2	(1.9,5.2)	0.9	(0.4,2.3)	4.7	(3.2,6.7)	100
女性	23.5	(12.7,39.5)	39.8	(24.2,57.8)	3.9	(1.1,12.4)	10.6	(3.6,27.6)	1.8	(0.3,9.1)	15.8	(3.5,49.0)	0.0	N/A	4.5	(1.2,15.3)	100
年龄 / 岁																	
15~24	22.7	(8.4,48.6)	35.0	(20.5,53.1)	11.2	(2.6,37.7)	21.6	(10.4,39.5)	5.3	(0.9,26.7)	1.0	(0.1,7.1)	0.0	N/A	3.1	(0.7,13.2)	100
25~44	14.9	(10.9,20.1)	46.4	(38.9,54.0)	6.5	(3.5,11.8)	15.5	(10.3,22.7)	3.3	(1.5,7.0)	4.4	(1.9,10.3)	1.3	(0.4,3.8)	7.7	(4.9,11.7)	100
45~64	36.9	(31.6,42.5)	34.2	(29.2,39.6)	8.7	(5.8,12.9)	13.1	(9.8,17.3)	0.5	(0.2,1.7)	3.6	(1.9,6.5)	0.8	(0.3,2.3)	2.2	(1.1,4.1)	100
65+	44.2	(36.5,52.2)	26.6	(19.3,35.4)	8.4	(3.7,18.1)	11.2	(6.7,18.3)	2.3	(0.8,6.8)	4.6	(2.0,10.4)	0.2	(0.0,1.3)	2.5	(1.0,6.0)	100
居住地																	
城市	24.3	(20.0,29.3)	39.6	(34.1,45.4)	6.1	(3.8,9.7)	16.9	(13.2,21.4)	3.6	(1.7,7.2)	4.4	(2.2,8.7)	0.4	(0.1,1.5)	4.7	(2.8,7.9)	100
农村	29.5	(23.4,36.5)	37.6	(31.1,44.6)	10.5	(5.2,20.0)	12.3	(7.7,19.1)	1.0	(0.3,3.4)	3.0	(1.8,4.9)	1.6	(0.5,4.6)	4.5	(2.8,7.3)	100
教育水平[4]																	
小学及以下	33.9	(27.1,41.6)	25.1	(19.3,32.1)	16.3	(10.6,24.3)	10.7	(6.5,17.0)	2.0	(0.9,4.3)	4.9	(2.6,8.9)	1.2	(0.2,8.1)	5.9	(3.2,10.8)	100
初中	34.1	(28.4,40.4)	36.9	(30.6,43.7)	7.6	(4.6,12.3)	11.9	(8.4,16.8)	1.2	(0.3,5.1)	3.3	(1.5,7.0)	0.8	(0.3,2.3)	4.1	(2.2,7.4)	100
高中毕业	22.5	(15.2,31.9)	46.8	(36.3,57.6)	3.7	(1.2,10.8)	15.1	(7.7,27.7)	4.2	(1.3,12.4)	5.2	(1.6,15.9)	0.8	(0.2,3.4)	1.8	(0.5,6.1)	100

续表

人口学特征	戒烟/尝试戒烟最主要的原因[1]																合计
	所患疾病		担心影响今后健康		经济负担过重		家人反对		朋友的影响		医务人员建议		无烟政策限制		其他		
	百分率(95% *CI*)																
大专及以上	8.5	(4.5,15.4)	54.4	(40.4,67.7)	0.4	(0.1,2.9)	21.7	(13.4,33.2)	1.5	(0.5,4.8)	3.6	(0.5,21.2)	1.3	(0.3,5.1)	8.6	(3.6,19.2)	100
职业																	
农民	32.5	(26.2,39.5)	31.0	(24.5,38.4)	12.1	(7.6,18.8)	15.1	(9.1,24.0)	0.4	(0.1,1.4)	3.8	(2.1,6.6)	1.0	(0.4,2.7)	4.1	(2.2,7.4)	100
政府/事业单位人员	15.4	(6.4,32.6)	45.0	(24.0,68.0)	0.4	(0.1,3.3)	14.9	(4.8,37.8)	11.1	(1.8,46.1)	13.2	(2.7,46.0)	0.0	N/A	0.0	N/A	100
企业、商业、服务业人员	22.1	(15.6,30.2)	47.1	(39.4,55.0)	2.3	(1.0,5.4)	14.3	(9.7,20.6)	5.1	(2.4,10.4)	2.1	(0.7,6.1)	0.4	(0.1,1.5)	6.7	(4.0,11.1)	100
教师	-	-	-	-	-	-	-	-	-	-	-	-	-	-	-	-	100
医务工作者	-	-	-	-	-	-	-	-	-	-	-	-	-	-	-	-	100
无业	34.0	(18.1,54.5)	37.8	(20.4,59.1)	11.6	(4.4,27.0)	4.8	(1.6,13.7)	0.0	N/A	8.5	(1.5,35.7)	3.4	(0.5,21.1)	0.0	N/A	100
其他	26.3	(19.8,33.9)	36.0	(28.0,44.8)	10.7	(5.0,21.5)	17.5	(11.6,25.6)	1.1	(0.4,3.0)	2.6	(1.1,6.1)	0.2	(0.1,1.1)	5.6	(2.7,11.4)	100
地区																	
东部	26.3	(20.6,32.9)	39.5	(32.3,47.2)	5.4	(3.0,9.5)	17.3	(13.2,22.4)	3.9	(1.4,10.3)	1.4	(0.4,4.4)	0.3	(0.1,1.2)	5.9	(3.4,9.9)	100
中部	28.3	(23.2,33.9)	40.6	(34.2,47.2)	9.5	(5.4,16.0)	11.3	(6.9,18.0)	1.7	(0.7,4.2)	4.5	(2.4,8.4)	1.3	(0.5,3.6)	2.8	(1.3,5.9)	100
西部	25.7	(18.7,34.3)	36.7	(29.1,45.1)	9.4	(3.9,21.1)	15.2	(9.6,23.3)	1.5	(0.6,4.1)	5.4	(2.5,11.4)	1.1	(0.2,5.6)	4.8	(2.6,8.6)	100

[1] 12个月内尝试过戒烟的现在吸烟者和戒烟时长小于12个月的曾经吸烟者。

[2] 12个月内尝试过戒烟的现在吸烟者。

[3] 戒烟时长小于12个月的曾经吸烟者。

[4] 仅报告25岁以上应答者的教育水平。

- 未加权样本量小于25，不显示结果。

N/A- 估计值为0。

表 5-7 15 岁及以上过去 12 个月内尝试过戒烟的吸烟者的戒烟方式的百分比例

人口学特征	戒烟方式[1]									
	药物治疗[2]		咨询 / 建议[3]		使用电子烟		干戒		其他[4]	
	百分率(95% *CI*)									
总体	4.6	(3.1,6.7)	3.2	(2.0,5.0)	14.9	(11.6,18.9)	90.1	(86.8,92.6)	6.5	(4.2,10.0)
吸烟状态										
现在吸烟者[5]	5.2	(3.5,7.5)	3.2	(2.0,5.2)	16.2	(12.5,20.6)	89.2	(85.7,91.9)	7.1	(4.5,11.1)
曾经吸烟者[6]	0.0	N/A	2.9	(1.2,6.6)	4.8	(2.3,9.9)	96.6	(92.2,98.6)	1.5	(0.4,5.0)
性别										
男性	4.7	(3.2,6.8)	3.3	(2.0,5.1)	14.9	(11.5,19.1)	89.9	(86.5,92.5)	6.5	(4.1,10.2)
女性	2.4	(0.3,15.7)	1.6	(0.2,9.0)	14.1	(2.7,49.5)	93.2	(81.7,97.7)	5.5	(1.5,18.2)
年龄 / 岁										
15~24	3.4	(1.1,9.5)	1.4	(0.2,9.7)	32.3	(18.3,50.4)	90.3	(75.6,96.6)	17.3	(5.7,41.8)
25~44	6.5	(3.8,11.0)	3.7	(1.6,8.2)	20.2	(15.0,26.7)	89.0	(83.3,92.9)	7.4	(4.0,13.3)
45~64	3.5	(2.0,5.9)	3.0	(1.7,5.4)	6.2	(4.1,9.2)	90.5	(86.3,93.6)	3.5	(2.1,5.9)
65+	1.6	(0.5,4.9)	3.5	(1.3,9.1)	3.9	(1.7,9.0)	92.4	(86.2,95.9)	1.4	(0.3,5.5)
居住地										
城市	5.5	(3.5,8.6)	1.7	(0.8,3.5)	15.7	(11.5,21.0)	91.0	(86.2,94.2)	6.6	(4.1,10.5)
农村	3.4	(1.7,6.5)	5.1	(2.9,8.8)	13.9	(9.1,20.6)	88.9	(83.9,92.5)	6.3	(2.8,13.6)
教育水平[7]										
小学及以下	3.6	(1.7,7.5)	1.9	(0.9,3.7)	4.9	(2.4,9.9)	91.5	(86.0,95.0)	2.9	(1.1,7.3)
初中	4.4	(2.3,8.4)	5.8	(3.0,11.0)	10.8	(7.0,16.4)	89.1	(84.4,92.6)	6.6	(3.2,13.1)
高中毕业	2.4	(0.8,6.8)	1.9	(0.7,4.9)	9.7	(5.4,16.9)	91.3	(83.7,95.5)	1.6	(0.5,5.0)
大专及以上	9.7	(4.6,19.6)	2.3	(0.8,6.1)	30.5	(20.9,42.2)	88.3	(77.6,94.3)	9.2	(4.2,18.9)
职业										
农民	4.5	(2.3,8.5)	4.6	(2.2,9.7)	7.9	(4.5,13.4)	89.1	(83.7,92.9)	3.4	(1.3,8.3)
政府 / 事业单位人员	0.0	N/A	0.0	N/A	46.7	(24.0,70.9)	81.3	(54.1,94.1)	10.9	(3.5,29.0)
企业、商业、服务业人员	6.1	(3.2,11.3)	3.2	(1.5,6.6)	18.9	(12.4,27.6)	90.7	(84.9,94.4)	4.0	(1.3,11.8)
教师	-	-	-	-	-	-	-	-	-	-
医务工作者	-	-	-	-	-	-	-	-	-	-
无业	1.1	(0.1,7.6)	1.1	(0.3,4.6)	11.7	(2.4,41.3)	95.2	(86.7,98.4)	1.8	(0.3,10.0)
其他	4.7	(2.2,9.8)	2.2	(1.0,4.7)	12.4	(7.5,19.7)	90.2	(82.1,94.8)	13.5	(7.0,24.5)
地区										
东部	3.4	(1.5,7.3)	1.2	(0.4,3.3)	13.7	(9.2,20.0)	92.4	(88.0,95.3)	4.5	(2.3,8.6)
中部	7.6	(4.5,12.5)	6.2	(3.3,11.4)	12.1	(7.1,19.8)	87.8	(79.5,93.0)	5.2	(2.5,10.6)
西部	3.5	(1.7,7.0)	2.8	(1.3,6.1)	18.0	(12.3,25.7)	89.5	(83.5,93.5)	9.3	(4.6,18.0)

[1] 12 个月内尝试过戒烟的现在吸烟者和戒烟时长小于 12 个月的曾经吸烟者。
[2] 包括尼古丁替代治疗和处方西药治疗。
[3] 包括戒烟门诊咨询和戒烟热线或戒烟支持热线。
[4] 包括传统医药(如针灸或中药),改用无烟烟草产品和其他任何未列出的方式。
[5] 12 个月内尝试过戒烟的现在吸烟者。
[6] 戒烟时长小于 12 个月的曾经吸烟者。
[7] 仅报告 25 岁以上应答者的教育水平。
- 未加权样本量小于 25,不显示结果。
N/A- 估计值为 0。

表 5-8 15 岁及以上现在吸烟者在 12 个月内最近一次戒烟尝试时长的百分构成

人口学特征	最近一次戒烟尝试时长 / 天[1]												合计
	<1		[1,3]		(3,7]		(7,14]		(14,30]		>30		
	百分率(95% *CI*)												
总体	2.3	(1.3,4.2)	11.1	(8.3,14.6)	12.9	(10.0,16.5)	11.5	(8.7,15.1)	22.9	(18.3,28.3)	39.2	(34.4,44.2)	100
性别													
男性	2.4	(1.3,4.4)	11.3	(8.4,15.0)	13.1	(10.1,16.9)	11.5	(8.6,15.2)	22.9	(18.1,28.5)	38.8	(34.0,43.8)	100
女性	1.2	(0.2,8.4)	6.7	(2.2,18.4)	8.8	(3.4,20.8)	11.8	(5.6,23.3)	23.9	(11.7,42.8)	47.6	(28.9,67.1)	100
年龄 / 岁													
15~24	2.9	(0.4,18.7)	14.3	(6.1,30.0)	14.9	(4.7,38.3)	23.2	(11.9,40.3)	30.6	(13.7,55.0)	14.2	(6.4,28.5)	100
25~44	1.2	(0.4,3.5)	13.7	(9.3,19.7)	14.5	(10.1,20.5)	9.4	(6.2,13.9)	24.3	(18.1,32.0)	36.8	(29.5,44.8)	100
45~64	3.4	(1.4,7.8)	8.0	(5.1,12.3)	11.7	(8.2,16.4)	11.2	(7.9,15.7)	19.9	(15.4,25.2)	45.9	(40.0,51.9)	100
65+	2.8	(1.0,7.7)	6.8	(3.2,13.7)	7.8	(4.1,14.4)	7.0	(2.6,17.5)	17.7	(11.6,26.2)	57.8	(47.5,67.4)	100
居住地													
城市	2.7	(1.2,6.0)	11.9	(8.2,17.1)	14.9	(11.1,19.8)	10.8	(7.4,15.4)	20.8	(16.1,26.5)	38.8	(32.8,45.1)	100
农村	1.8	(0.7,4.3)	10.0	(6.4,15.4)	10.3	(6.4,16.3)	12.5	(8.3,18.5)	25.6	(17.4,36.1)	39.7	(32.1,47.8)	100
教育水平[2]													
小学及以下	4.3	(1.8,9.6)	9.7	(4.7,19.0)	7.4	(4.0,13.3)	10.0	(6.0,16.1)	18.7	(12.9,26.3)	50.0	(42.2,57.7)	100
初中	2.8	(0.9,8.3)	10.8	(6.6,17.3)	12.8	(8.6,18.8)	7.5	(4.7,11.6)	25.7	(18.9,33.8)	40.5	(32.2,49.4)	100
高中毕业	1.2	(0.3,4.4)	10.3	(4.8,20.4)	14.7	(8.4,24.6)	13.7	(7.9,22.8)	22.0	(14.3,32.3)	38.1	(28.5,48.8)	100
大专及以上	0.0	N/A	12.1	(5.9,23.3)	16.6	(10.3,25.6)	9.8	(5.1,18.0)	18.2	(10.9,28.7)	43.3	(31.0,56.4)	100

续表

人口学特征	最近一次戒烟尝试时长 / 天[1]												合计
	<1		[1,3]		(3,7]		(7,14]		(14,30]		>30		
	百分率(95% *CI*)												
职业													
农民	2.1	(0.7,5.5)	12.4	(7.1,20.9)	12.2	(8.5,17.3)	12.6	(8.2,18.8)	25.4	(19.6,32.2)	35.3	(28.0,43.3)	100
政府 / 事业单位人员	0.0	N/A	2.4	(0.4,13.8)	5.4	(1.3,19.6)	13.8	(3.6,40.9)	29.6	(11.7,57.3)	48.9	(24.5,73.7)	100
企业、商业、服务业人员	2.1	(1.0,4.5)	13.1	(7.7,21.3)	10.5	(6.2,17.3)	8.5	(5.0,14.1)	28.0	(20.0,37.8)	37.7	(29.2,47.2)	100
教师	-	-	-	-	-	-	-	-	-	-	-	-	100
医务工作者	-	-	-	-	-	-	-	-	-	-	-	-	100
无业	2.7	(0.6,11.2)	14.7	(4.4,39.3)	24.9	(9.7,50.7)	10.3	(1.5,46.7)	5.2	(2.0,13.1)	42.1	(24.9,61.5)	100
其他	3.6	(1.0,12.5)	7.5	(3.9,14.2)	14.1	(8.5,22.5)	12.5	(7.3,20.7)	19.1	(11.3,30.3)	43.1	(33.4,53.5)	100
地区													
东部	3.6	(1.5,8.5)	10.2	(5.9,17.0)	12.8	(9.4,17.2)	8.0	(4.8,13.0)	29.3	(22.4,37.3)	36.1	(28.4,44.7)	100
中部	1.6	(0.6,4.1)	11.3	(6.6,18.6)	14.7	(9.4,22.4)	9.7	(6.5,14.4)	14.3	(10.1,19.7)	48.4	(40.5,56.4)	100
西部	1.8	(0.6,5.3)	11.8	(7.6,17.9)	11.8	(6.9,19.4)	15.8	(10.4,23.3)	23.4	(14.6,35.2)	35.5	(27.9,44.0)	100

[1] 在 12 个月内曾尝试过戒烟的现在吸烟者。

[2] 仅报告 25 岁以上应答者的教育水平。

- 未加权样本量小于 25，不显示结果。

表 6-1 15 岁及以上人群对电子烟的知晓率和知晓途径的百分比例

人口学特征	曾听说过电子烟[1]	电子烟知晓途径[2]						
		电视	广播	报纸和杂志	网络	商店	朋友	其他
	百分率(95% *CI*)							
总体	48.5（46.0,51.0）	42.7（40.3,45.1）	7.4（6.2,8.7）	12.4（10.9,14.1）	44.8（42.4,47.2）	18.6（16.9,20.5）	63.9（62.1,65.8）	10.5（9.1,12.2）
吸烟状态								
吸烟者[3]	62.3（59.0,65.5）	41.5（37.7,45.5）	6.8（5.4,8.5）	11.1（9.1,13.4）	40.8（38.0,43.7）	22.2（19.4,25.3）	70.0（67.0,72.9）	9.7（7.9,11.9）
非吸烟者[4]	43.6（41.0,46.2）	43.2（40.8,45.7）	7.7（6.3,9.2）	13.1（11.3,15.1）	46.8（44.0,49.7）	16.8（14.9,18.8）	60.8（58.7,62.8）	11.0（9.3,12.8）
性别								
男性	59.1（56.2,61.9）	42.2（39.5,45.0）	7.0（5.9,8.4）	12.1（10.4,14.0）	44.4（41.6,47.2）	20.0（17.9,22.3）	68.5（66.1,70.8）	9.7（8.1,11.5）
女性	37.7（35.1,40.4）	43.3（40.5,46.2）	7.9（6.4,9.7）	12.9（11.1,15.1）	45.4（42.1,48.7）	16.4（14.4,18.7）	56.6（53.9,59.2）	11.9（9.9,14.3）
年龄 / 岁								
15~24	69.9（65.7,73.9）	43.4（37.4,49.5）	5.0（2.7,9.1）	13.0（9.7,17.2）	64.0（58.7,69.0）	17.6（13.5,22.5）	63.8（58.6,68.7）	12.6（9.1,17.3）
25~44	62.5（59.1,65.8）	44.4（41.6,47.1）	8.2（6.9,9.8）	13.5（11.7,15.5）	51.7（49.0,54.4）	21.0（18.7,23.4）	64.5（62.4,66.5）	8.4（7.0,10.1）
45~64	37.2（34.6,39.9）	38.9（36.0,42.0）	7.1（5.8,8.6）	10.0（8.5,11.8）	24.0（21.3,26.8）	15.7（13.6,18.0）	65.1（61.9,68.1）	12.1（9.7,14.9）
65+	16.9（14.7,19.4）	43.0（38.2,48.0）	9.9（7.6,12.8）	12.1（9.3,15.5）	9.3（7.0,12.2）	15.7（12.8,19.1）	52.6（46.8,58.4）	15.3（12.1,19.1）
居住地								
城市	56.3（53.2,59.3）	40.8（38.3,43.3）	8.0（6.6,9.6）	13.4（11.7,15.3）	46.7（44.0,49.6）	20.1（17.8,22.6）	64.8（62.6,66.9）	10.8（9.0,12.9）
农村	37.0（33.8,40.3）	46.9（42.4,51.4）	6.0（4.2,8.4）	10.3（7.4,14.0）	40.4（36.1,44.8）	15.3（13.0,17.9）	62.1（58.4,65.7）	10.0（7.5,13.2）
教育水平[5]								
小学及以下	17.1（15.4,18.9）	43.4（38.4,48.6）	4.9（3.3,7.1）	5.5（4.1,7.5）	16.9（13.6,20.7）	15.2（12.0,19.1）	60.1（55.5,64.5）	11.6（9.3,14.4）

续表

人口学特征	曾听说过电子烟[1]		电子烟知晓途径[2]													
			电视		广播		报纸和杂志		网络		商店		朋友		其他	
	百分率(95% *CI*)															
初中	48.0	(45.1,50.8)	45.4	(42.6,48.2)	6.7	(5.4,8.3)	9.1	(7.3,11.2)	33.2	(30.6,35.9)	18.2	(16.0,20.7)	62.0	(58.7,65.1)	10.0	(8.0,12.3)
高中毕业	61.7	(58.2,65.0)	42.8	(38.9,46.8)	8.6	(6.8,10.7)	12.9	(10.7,15.6)	41.9	(38.1,45.9)	18.3	(15.6,21.3)	66.2	(63.3,69.1)	10.8	(8.8,13.2)
大专及以上	77.0	(73.7,80.0)	38.2	(34.8,41.7)	10.3	(8.2,12.8)	18.5	(15.7,21.6)	56.8	(53.3,60.1)	21.8	(19.0,24.8)	66.3	(63.3,69.2)	8.8	(6.9,11.2)
职业																
农民	27.1	(24.3,30.1)	44.6	(40.1,49.3)	5.0	(3.6,6.9)	8.2	(5.9,11.3)	29.1	(24.5,34.3)	15.4	(12.5,18.7)	62.1	(57.5,66.5)	10.8	(8.6,13.4)
政府/事业单位人员	74.2	(67.8,79.7)	34.1	(27.7,41.1)	7.2	(4.6,11.3)	14.3	(10.4,19.3)	56.8	(50.0,63.3)	16.4	(11.9,22.2)	77.2	(71.8,81.9)	6.6	(4.2,10.2)
企业、商业、服务业人员	66.0	(62.8,69.0)	41.0	(37.6,44.4)	8.0	(6.5,9.8)	13.3	(11.2,15.7)	50.4	(47.4,53.4)	20.1	(17.8,22.6)	67.4	(64.7,70.0)	8.9	(6.9,11.4)
教师	66.5	(58.0,74.1)	41.7	(33.5,50.3)	8.7	(5.0,14.8)	19.4	(13.4,27.4)	60.1	(52.2,67.5)	18.3	(12.8,25.3)	61.2	(52.8,69.1)	7.8	(4.4,13.6)
医务工作者	70.6	(63.1,77.2)	41.9	(31.7,52.8)	11.4	(7.0,18.1)	20.9	(13.0,32.0)	59.9	(48.6,70.3)	19.5	(13.0,28.1)	59.7	(49.6,69.1)	12.4	(7.2,20.4)
无业	39.4	(35.8,43.1)	43.1	(37.1,49.3)	6.4	(3.3,12.1)	6.6	(4.3,10.2)	41.7	(35.3,48.4)	18.1	(14.2,22.9)	53.7	(48.1,59.3)	13.0	(9.4,17.5)
其他	52.6	(49.1,56.1)	45.1	(41.0,49.2)	7.8	(6.2,9.8)	13.5	(11.4,16.1)	42.5	(38.4,46.7)	19.2	(16.1,22.8)	61.8	(58.6,64.9)	12.1	(9.6,15.0)
地区																
东部	50.2	(46.6,53.7)	38.5	(35.0,42.1)	7.6	(6.2,9.2)	12.4	(10.2,15.0)	46.3	(42.5,50.1)	15.8	(13.8,18.0)	64.9	(62.4,67.3)	9.4	(7.1,12.3)
中部	48.5	(44.3,52.8)	43.8	(40.1,47.5)	7.6	(5.4,10.7)	11.2	(8.7,14.4)	40.7	(36.8,44.8)	19.2	(16.3,22.4)	60.4	(57.2,63.6)	12.4	(9.9,15.3)
西部	46.3	(40.6,52.2)	47.7	(42.8,52.6)	6.8	(4.7,9.8)	13.5	(10.5,17.3)	46.6	(41.8,51.4)	22.3	(18.3,27.0)	65.9	(62.1,69.6)	10.5	(8.0,13.5)

[1] 所有人群中。
[2] 在报告曾经听说过电子烟的人群中。
[3] 包括每日和偶尔(少于每日)吸烟者。
[4] 包括曾经和从未吸烟者。
[5] 仅报告 25 岁以上应答者的教育水平。

表 6-2 15 岁及以上人群电子烟使用情况的百分比例

人口学特征	曾使用过电子烟[1]		12 个月内使用过电子烟[1]		现在电子烟使用者[1,2]	
	百分率(95% *CI*)					
总体	5.0	(4.4,5.6)	2.2	(1.8,2.6)	0.9	(0.7,1.2)
性别						
男性	9.3	(8.3,10.4)	4.1	(3.4,4.8)	1.6	(1.2,2.1)
女性	0.5	(0.3,0.7)	0.2	(0.1,0.5)	0.1	(0.1,0.4)
年龄 / 岁						
15~24	7.6	(5.8,10.1)	4.4	(3.0,6.5)	1.5	(0.8,2.8)
25~44	6.2	(5.3,7.3)	2.9	(2.3,3.6)	1.2	(0.8,1.7)
45~64	3.9	(3.4,4.6)	1.2	(1.0,1.6)	0.6	(0.5,0.9)
65+	1.5	(1.1,2.0)	0.2	(0.1,0.4)	0.1	(0.0,0.3)
居住地						
城市	5.3	(4.7,6.1)	2.5	(2.1,3.0)	1.1	(0.8,1.5)
农村	4.4	(3.7,5.3)	1.6	(1.2,2.3)	0.5	(0.3,0.8)
教育水平[3]						
小学及以下	1.6	(1.2,2.1)	0.4	(0.3,0.7)	0.2	(0.1,0.4)
初中	4.9	(4.2,5.7)	1.5	(1.1,1.9)	0.6	(0.4,0.9)
高中毕业	7.0	(5.4,9.0)	2.9	(1.9,4.5)	0.9	(0.5,1.6)
大专及以上	7.2	(5.7,9.0)	4.0	(3.0,5.3)	2.2	(1.4,3.3)
职业						
农民	3.7	(2.9,4.8)	1.3	(0.8,2.1)	0.4	(0.2,0.7)
政府 / 事业单位人员	10.8	(7.2,15.9)	6.1	(3.5,10.3)	3.3	(1.6,6.5)
企业、商业、服务业人员	7.2	(6.1,8.5)	3.3	(2.6,4.2)	1.4	(1.0,2.0)
教师	2.4	(1.2,4.9)	0.5	(0.1,1.8)	0.2	(0.0,1.6)
医务工作者	3.9	(2.0,7.5)	2.2	(0.8,5.7)	1.2	(0.3,4.8)
无业	3.0	(1.9,4.7)	0.7	(0.3,1.6)	0.5	(0.2,1.5)
其他	4.6	(3.7,5.7)	2.2	(1.5,3.2)	0.8	(0.5,1.4)
地区						
东部	4.4	(3.7,5.2)	1.9	(1.5,2.4)	0.9	(0.6,1.4)
中部	4.9	(4.0,6.0)	1.7	(1.2,2.5)	0.5	(0.3,0.8)
西部	5.8	(4.8,7.1)	2.9	(2.2,3.8)	1.2	(0.8,1.8)

[1] 所有人群中。

[2] 现在使用包括每日和少于每日使用。

[3] 仅报告 25 岁以上应答者的教育水平。

表 6-3 15 岁及以上过去 12 个月内使用过电子烟的人群最近一次使用电子烟的获取途径的百分构成

人口学特征	最近一次使用电子烟的获取途径[1]										合计
	商店		药店		网络		其他人		其他		
	百分率(95% *CI*)										
总体	14.4	(9.6,21.0)	1.1	(0.3,3.6)	45.4	(36.7,54.4)	35.0	(27.2,43.7)	4.2	(2.2,7.9)	100
性别											
男性	14.7	(9.7,21.6)	1.1	(0.3,3.7)	44.1	(35.5,53.1)	35.7	(27.7,44.7)	4.4	(2.2,8.3)	100
女性	-	-	-	-	-	-	-	-	-	-	100
年龄 / 岁											
15~24	14.8	(5.4,34.7)	0.0	N/A	45.9	(28.2,64.7)	39.3	(22.9,58.6)	0.0	N/A	100
25~44	14.0	(8.3,22.6)	0.9	(0.3,2.9)	51.7	(40.0,63.1)	28.6	(19.8,39.5)	4.7	(1.9,11.1)	100
45~64	15.6	(7.8,28.7)	3.0	(0.6,13.1)	31.4	(20.1,45.3)	42.5	(31.1,54.8)	7.5	(3.2,16.8)	100
65+	-	-	-	-	-	-	-	-	-	-	100
居住地											
城市	14.5	(8.7,23.2)	1.5	(0.4,5.0)	50.3	(40.1,60.5)	28.9	(21.2,37.9)	4.8	(2.2,10.1)	100
农村	14.2	(7.1,26.5)	0.0	N/A	34.3	(20.2,52.0)	48.9	(32.9,65.0)	2.6	(0.8,8.3)	100
教育水平[2]											
小学及以下	28.7	(12.4,53.3)	0.0	N/A	22.9	(8.7,47.9)	39.8	(20.1,63.5)	8.7	(2.3,27.7)	100
初中	8.8	(4.0,18.3)	0.9	(0.2,3.7)	36.8	(23.7,52.1)	49.2	(35.1,63.4)	4.3	(1.0,16.1)	100
高中毕业	21.5	(10.2,39.7)	0.0	N/A	47.4	(24.8,71.1)	25.7	(13.1,44.1)	5.4	(1.6,16.7)	100
大专及以上	10.4	(4.9,20.9)	3.2	(0.8,12.3)	54.4	(40.9,67.2)	25.4	(15.6,38.4)	6.7	(2.4,17.3)	100
职业											
农民	13.6	(5.7,28.9)	0.0	N/A	37.0	(14.4,67.3)	42.7	(20.6,68.1)	6.7	(2.3,17.5)	100
政府 / 事业单位人员	2.8	(0.6,13.2)	5.1	(1.2,18.6)	69.0	(43.3,86.6)	19.9	(6.5,46.7)	3.3	(0.4,20.9)	100
企业、商业、服务业人员	8.4	(4.2,16.1)	0.9	(0.3,2.7)	43.4	(30.9,56.8)	41.4	(29.4,54.6)	5.9	(2.2,15.3)	100
教师	-	-	-	-	-	-	-	-	-	-	100
医务工作者	-	-	-	-	-	-	-	-	-	-	100
无业	-	-	-	-	-	-	-	-	-	-	100
其他	27.1	(14.5,45.0)	0.0	N/A	45.5	(30.8,61.1)	26.1	(16.3,38.9)	1.3	(0.2,9.1)	100
地区											
东部	12.6	(6.7,22.5)	0.0	N/A	44.9	(32.1,58.5)	38.6	(27.0,51.7)	3.9	(0.9,15.0)	100
中部	22.9	(12.4,38.3)	3.3	(0.7,13.8)	28.3	(19.0,40.1)	39.5	(24.8,56.3)	6.0	(2.1,16.2)	100
西部	11.4	(5.0,24.2)	0.8	(0.2,3.5)	55.1	(39.7,69.5)	29.3	(17.7,44.5)	3.4	(1.4,8.2)	100

[1] 现在电子烟使用者和过去 12 个月内曾使用过电子烟但现在不使用的人群。

[2] 仅报告 25 岁以上应答者的教育水平。

- 未加权样本量小于 25，不显示结果。

N/A- 估计值为 0。

表 6-4　15 岁及以上过去 12 个月内使用过电子烟的人群使用电子烟的主要原因的百分构成

人口学特征	使用电子烟的主要原因[1] 百分率(95% *CI*) 戒烟		危害小		无烟政策限制		身边的其他人在使用		时尚		喜欢吸电子烟		喜欢某些口味		其他		合计
总体	46.2	(37.3,55.4)	13.2	(7.9,21.4)	2.0	(0.9,4.0)	11.0	(6.8,17.4)	11.6	(6.8,19.1)	1.6	(0.6,4.7)	6.9	(3.5,13.3)	7.4	(4.2,12.7)	100
性别																	
男性	47.7	(38.5,57.1)	13.1	(7.7,21.5)	2.1	(1.0,4.2)	11.0	(6.6,17.7)	11.3	(6.3,19.5)	1.1	(0.3,4.0)	5.8	(2.7,11.9)	7.8	(4.5,13.3)	100
女性	-	-	-	-	-	-	-	-	-	-	-	-	-	-	-	-	100
年龄 / 岁																	
15~24	21.7	(10.1,40.7)	15.6	(4.4,42.8)	1.6	(0.2,11.2)	12.9	(4.1,34.3)	27.9	(14.0,47.9)	0.0	N/A	8.8	(2.0,31.4)	11.4	(3.9,29.0)	100
25~44	54.4	(42.3,66.0)	10.4	(5.9,17.8)	1.8	(0.6,4.9)	10.3	(5.8,17.8)	6.4	(2.7,14.3)	3.2	(1.1,8.9)	8.2	(3.6,17.6)	5.3	(2.3,11.8)	100
45~64	60.3	(47.4,71.9)	16.4	(8.6,29.1)	3.1	(0.9,10.3)	9.3	(4.6,17.9)	2.6	(0.5,11.6)	0.0	N/A	1.3	(0.2,9.1)	6.9	(2.7,16.9)	100
65+	-	-	-	-	-	-	-	-	-	-	-	-	-	-	-	-	100
居住地																	
城市	46.0	(35.7,56.7)	13.1	(8.0,20.6)	1.7	(0.7,4.1)	9.4	(5.6,15.3)	9.8	(5.1,18.0)	2.3	(0.8,6.5)	9.9	(5.1,18.3)	7.8	(4.0,14.7)	100
农村	46.6	(29.1,64.9)	13.6	(3.8,38.5)	2.5	(0.6,9.1)	14.8	(5.7,33.1)	16.1	(6.7,33.9)	0.0	N/A	0.0	N/A	6.5	(2.2,17.9)	100
教育水平[2]																	
小学及以下	74.0	(51.6,88.3)	3.4	(0.5,21.3)	0.0	N/A	15.6	(5.1,38.8)	1.1	(0.1,7.6)	0.0	N/A	0.4	(0.0,2.8)	5.6	(1.3,20.9)	100
初中	57.5	(43.5,70.4)	4.4	(1.4,13.0)	1.9	(0.6,6.1)	7.5	(3.2,16.6)	10.8	(4.1,25.2)	2.4	(0.3,15.2)	1.5	(0.2,9.9)	14.0	(6.4,28.2)	100
高中毕业	66.0	(45.6,81.8)	11.7	(4.8,25.7)	1.9	(0.2,12.6)	9.3	(3.3,23.5)	5.4	(1.0,24.2)	0.0	N/A	1.4	(0.2,9.6)	4.4	(1.0,16.5)	100
大专及以上	43.9	(30.5,58.3)	20.2	(11.2,33.5)	2.8	(0.9,8.7)	11.8	(5.5,23.5)	1.9	(0.3,10.5)	4.3	(1.2,13.7)	14.1	(6.1,29.4)	1.0	(0.1,7.0)	100

续表

人口学特征	使用电子烟的主要原因[1]																合计
	戒烟		危害小		无烟政策限制		身边的其他人在使用		时尚		喜欢吸电子烟		喜欢某些口味		其他		
	百分率(95% *CI*)																
职业																	
农民	74.3	(51.3,88.8)	1.8	(0.4,7.4)	0.0	N/A	16.1	(4.6,42.9)	1.8	(0.3,9.7)	0.0	N/A	0.0	N/A	6.0	(2.0,16.4)	100
政府 / 事业单位人员	44.4	(21.1,70.6)	20.1	(5.0,54.6)	3.8	(0.5,23.6)	2.6	(0.4,16.4)	0.7	(0.1,5.1)	5.3	(0.7,30.7)	23.1	(6.2,57.6)	0.0	N/A	100
企业、商业、服务业人员	44.3	(31.9,57.5)	9.8	(5.3,17.5)	3.5	(1.4,8.6)	10.4	(5.3,19.3)	16.6	(7.8,31.9)	2.7	(0.7,10.3)	3.7	(1.6,8.4)	8.9	(4.0,18.7)	100
教师	-	-	-	-	-	-	-	-	-	-	-	-	-	-	-	-	100
医务工作者	-	-	-	-	-	-	-	-	-	-	-	-	-	-	-	-	100
无业	-	-	-	-	-	-	-	-	-	-	-	-	-	-	-	-	100
其他	32.7	(19.8,48.9)	18.1	(6.8,40.1)	0.8	(0.1,5.8)	9.3	(4.1,19.6)	17.0	(7.7,33.4)	0.3	(0.0,2.4)	11.5	(3.6,31.3)	10.2	(3.4,26.8)	100
地区																	
东部	46.9	(34.6,59.6)	13.7	(6.6,26.3)	1.0	(0.2,4.2)	14.4	(7.8,25.0)	11.7	(4.5,27.3)	0.3	(0.0,1.9)	4.0	(1.7,9.1)	8.1	(3.6,17.5)	100
中部	46.1	(30.0,63.0)	18.2	(9.7,31.6)	0.4	(0.0,2.8)	13.3	(6.1,26.6)	2.8	(0.8,8.7)	4.3	(1.1,14.8)	3.4	(0.7,15.3)	11.6	(4.5,26.8)	100
西部	45.6	(29.9,62.2)	10.0	(2.7,31.0)	3.7	(1.6,8.5)	6.7	(1.8,22.0)	16.6	(8.5,29.9)	1.4	(0.2,9.2)	11.5	(4.6,26.0)	4.4	(1.5,12.1)	100

[1] 现在电子烟使用者和过去 12 个月内曾使用过电子烟但现在不使用的人群。

[2] 仅报告 25 岁以上应答者的教育水平。

- 未加权样本量小于 25，不显示结果。

N/A- 估计值为 0。

表 6-5　15 岁及以上现在电子烟使用者平均每月的电子烟花费

人口学特征	每月电子烟花费[1]/元	
	平均值(95% *CI*)	
总体	162.0	(96.9,227)
性别		
男性	163.5	(91.1,236)
女性	-	-
年龄 / 岁		
15~24	-	-
25~44	207.9	(119,296)
45~64	59.2	(10.3,108)
65+	-	-
居住地		
城市	182.1	(102,262)
农村	-	-
教育水平[2]		
小学及以下	-	-
初中	-	-
高中毕业	-	-
大专及以上	231.7	(122,342)
职业		
农民	-	-
政府 / 事业单位人员	-	-
企业、商业、服务业人员	149.0	(70.7,227)
教师	-	-
医务工作者	-	-
无业	-	-
其他	-	-
地区		
东部	250.1	(131,370)
中部	-	-
西部	95.2	(43.7,147)

[1] 现在电子烟使用者。

[2] 仅报告 25 岁以上应答者的教育水平。

- 未加权样本量小于 25,不显示结果。

表 7-1　15 岁及以上人群一周中二手烟暴露频率的百分构成

人口学特征	非吸烟者一周中暴露于二手烟的频率										
	暴露天数										
	几乎每天		每周 4~6 天		每周 1~3 天		总体(1 天及以上)		未暴露		合计
	百分率(95% *CI*)										
非吸烟者	35.5	(33.5,37.6)	6.7	(5.9,7.7)	25.9	(24.4,27.5)	68.1	(66.2,70.0)	31.9	(30.0,33.8)	100
性别											
男性	34.1	(31.5,36.9)	9.1	(7.7,10.8)	30.0	(27.7,32.4)	73.3	(70.7,75.7)	26.7	(24.3,29.3)	100
女性	36.2	(34.1,38.4)	5.5	(4.7,6.4)	23.8	(22.2,25.4)	65.4	(63.4,67.4)	34.6	(32.6,36.6)	100
年龄 / 岁											
15~24	30.5	(26.7,34.6)	9.3	(6.9,12.4)	27.7	(23.6,32.2)	67.5	(63.0,71.8)	32.5	(28.2,37.0)	100
25~44	37.4	(34.6,40.3)	7.7	(6.3,9.4)	28.9	(26.8,31.1)	74.0	(71.5,76.3)	26.0	(23.7,28.5)	100
45~64	38.0	(35.8,40.3)	5.2	(4.4,6.1)	24.1	(22.2,26.1)	67.4	(65.2,69.5)	32.6	(30.5,34.8)	100
65+	29.9	(27.4,32.6)	4.9	(3.9,6.1)	20.3	(18.1,22.6)	55.1	(52.2,58.0)	44.9	(42.0,47.8)	100
居住地											
城市	34.7	(31.9,37.6)	6.9	(5.8,8.1)	26.9	(25.0,28.9)	68.4	(65.9,70.8)	31.6	(29.2,34.1)	100
农村	36.8	(34.2,39.6)	6.5	(5.2,8.2)	24.4	(22.1,26.8)	67.7	(64.7,70.6)	32.3	(29.4,35.3)	100
教育水平[1]											
小学及以下	37.6	(35.1,40.1)	5.4	(4.5,6.4)	20.1	(18.3,22.0)	63.0	(60.4,65.6)	37.0	(34.4,39.6)	100
初中	39.4	(36.6,42.2)	6.1	(4.8,7.6)	25.3	(23.1,27.6)	70.7	(68.2,73.1)	29.3	(26.9,31.8)	100
高中毕业	37.0	(33.6,40.5)	7.0	(5.3,9.2)	28.5	(25.6,31.7)	72.5	(69.3,75.5)	27.5	(24.5,30.7)	100
大专及以上	29.0	(25.6,32.7)	7.5	(5.7,9.8)	33.5	(31.1,36.1)	70.1	(66.5,73.5)	29.9	(26.5,33.5)	100
职业											
农民	39.3	(35.8,42.9)	5.5	(4.3,7.0)	22.4	(19.7,25.5)	67.2	(63.9,70.4)	32.8	(29.6,36.1)	100
政府 / 事业单位人员	33.2	(27.1,40.0)	7.4	(5.0,11.0)	33.2	(27.2,39.9)	73.9	(67.8,79.1)	26.1	(20.9,32.2)	100
企业、商业、服务业人员	40.4	(36.9,43.9)	7.9	(6.2,9.9)	30.0	(27.6,32.6)	78.3	(75.5,80.8)	21.7	(19.2,24.5)	100
教师	21.5	(15.9,28.4)	5.1	(2.7,9.5)	31.2	(24.2,39.1)	57.8	(50.0,65.3)	42.2	(34.7,50.0)	100
医务工作者	25.3	(18.2,33.9)	7.0	(3.7,12.9)	31.6	(22.9,41.7)	63.8	(55.8,71.2)	36.2	(28.8,44.2)	100
无业	35.4	(31.9,39.0)	6.2	(4.7,8.1)	21.8	(18.9,25.0)	63.4	(59.1,67.4)	36.6	(32.6,40.9)	100
其他	30.0	(27.2,33.0)	7.2	(5.8,8.9)	25.6	(22.8,28.6)	62.8	(59.4,66.1)	37.2	(33.9,40.6)	100
地区											
东部	33.2	(30.3,36.2)	6.6	(5.2,8.3)	24.9	(22.8,27.1)	64.7	(61.5,67.7)	35.3	(32.3,38.5)	100
中部	37.3	(34.0,40.8)	6.6	(5.2,8.4)	25.1	(22.5,27.8)	69.1	(66.0,71.9)	30.9	(28.1,34.0)	100
西部	37.1	(32.9,41.5)	7.0	(5.5,8.9)	28.2	(24.9,31.7)	72.3	(68.6,75.8)	27.7	(24.2,31.4)	100

[1] 仅报告 25 岁以上应答者的教育水平。

表 7-2 15 岁及以上人群在家中二手烟暴露的百分比例和人数

人口学特征	在家中暴露于二手烟的人群[1]					
	总体			非吸烟者		
	百分率(95% *CI*)		加权人数 / 千人	百分率(95% *CI*)		加权人数 / 千人
总体	44.9	(42.4,47.4)	515 028	34.4	(32.0,36.9)	289 382
性别						
男性	51.7	(48.9,54.4)	300 539	29.4	(26.6,32.4)	84 491
女性	37.9	(35.3,40.6)	214 489	37.0	(34.4,39.7)	204 891
年龄 / 岁						
15~24	45.6	(40.5,50.9)	72 755	37.4	(32.8,42.3)	48 537
25~44	43.0	(39.9,46.2)	186 425	33.4	(30.4,36.6)	105 102
45~64	47.1	(44.6,49.7)	187 651	35.0	(32.4,37.6)	97 042
65+	43.7	(40.9,46.5)	68 197	32.3	(29.6,35.1)	38 702
居住地						
城市	40.4	(37.0,44.0)	277 445	30.2	(27.0,33.6)	155 109
农村	51.5	(48.0,55.0)	237 582	41.0	(37.4,44.7)	134 274
教育水平[2]						
小学及以下	49.2	(46.1,52.2)	157 685	38.8	(35.7,42.1)	93 632
初中	49.4	(46.3,52.6)	165 931	37.9	(34.7,41.1)	85 440
高中毕业	43.1	(40.0,46.2)	69 944	29.9	(26.9,33.0)	32 878
大专及以上	28.9	(25.7,32.3)	48 540	21.5	(18.4,24.9)	28 755
职业						
农民	54.7	(51.2,58.1)	184 427	42.6	(38.9,46.3)	99 345
政府 / 事业单位人员	35.3	(30.0,41.0)	13 850	28.3	(23.1,34.1)	8 253
企业、商业、服务业人员	43.9	(40.0,47.9)	128 428	32.1	(28.0,36.6)	65 204
教师	22.8	(17.8,28.9)	5 962	18.0	(13.0,24.5)	4 240
医务工作者	25.1	(18.4,33.2)	4 537	19.9	(13.3,28.6)	3 114
无业	44.6	(40.5,48.8)	50 291	37.3	(33.2,41.7)	34 931
其他	39.8	(36.9,42.7)	126 389	30.6	(27.9,33.5)	73 600
地区						
东部	40.3	(36.5,44.3)	190 756	30.6	(26.8,34.5)	109 349
中部	45.3	(42.0,48.7)	147 181	34.9	(31.9,38.1)	82 193
西部	50.7	(45.4,56.0)	177 091	39.4	(34.3,44.8)	97 841

[1] 报告每日 / 每周 / 每月有人在家中抽烟的人群。

[2] 仅报告 25 岁以上应答者的教育水平。

表 7-3 15 岁及以上在家中暴露于二手烟的人群其暴露频率的百分构成和人数

人口学特征	人群在家中的二手烟暴露情况 [1]										
	每日			每周			每月			合计	
	百分率(95% *CI*)		加权人数 / 千人	百分率(95% *CI*)		加权人数 / 千人	百分率(95% *CI*)		加权人数 / 千人	%	加权人数 / 千人
总体	72.6	(70.4,74.7)	373 816	16.0	(14.6,17.5)	82 431	11.4	(10.1,12.9)	58 780	100	515 028
性别											
男性	74.6	(72.4,76.6)	224 107	15.4	(13.8,17.2)	46 338	10.0	(8.6,11.6)	30 095	100	300 539
女性	69.8	(66.7,72.8)	149 710	16.8	(14.9,19.0)	36 094	13.4	(11.5,15.5)	28 686	100	214 489
年龄 / 岁											
15~24	74.4	(68.7,79.4)	54 139	15.4	(11.7,19.9)	11 194	10.2	(6.8,14.9)	7 421	100	72 755
25~44	70.2	(67.2,73.1)	130 950	17.1	(14.6,19.9)	31 867	12.7	(10.8,14.8)	23 608	100	186 425
45~64	74.3	(72.0,76.5)	139 487	15.5	(13.9,17.2)	29 049	10.2	(8.8,11.7)	19 115	100	187 651
65+	72.2	(68.8,75.4)	49 240	15.1	(12.9,17.7)	10 321	12.7	(10.4,15.3)	8 637	100	68 197
居住地											
城市	75.4	(73.0,77.6)	209 125	14.1	(12.4,16.1)	39 242	10.5	(8.9,12.3)	29 079	100	277 445
农村	69.3	(66.0,72.5)	164 691	18.2	(16.1,20.4)	43 190	12.5	(10.4,14.9)	29 701	100	237 582
教育水平 [2]											
小学及以下	73.5	(70.9,76.1)	115 960	14.8	(13.2,16.7)	23 408	11.6	(9.9,13.6)	18 318	100	157 685
初中	70.5	(67.2,73.6)	116 944	17.3	(15.0,19.9)	28 727	12.2	(10.3,14.4)	20 260	100	165 932
高中毕业	74.6	(70.5,78.3)	52 173	14.7	(12.0,18.0)	10 299	10.7	(8.1,13.9)	7 472	100	69 944
大专及以上	70.9	(66.5,75.0)	34 428	18.1	(14.8,22.0)	8 803	10.9	(8.3,14.3)	5 310	100	48 540
职业											
农民	70.4	(66.5,73.9)	129 787	17.0	(14.6,19.6)	31 308	12.7	(10.5,15.2)	23 332	100	184 427
政府 / 事业单位人员	69.3	(59.9,77.3)	9 601	18.7	(11.8,28.5)	2 596	11.9	(7.6,18.4)	1 653	100	13 850
企业、商业、服务业人员	74.9	(71.6,77.8)	96 134	15.0	(12.9,17.5)	19 287	10.1	(8.0,12.8)	13 008	100	128 428
教师	61.1	(45.4,74.8)	3 641	24.5	(12.8,41.7)	1 458	14.5	(7.8,25.3)	863	100	5 962

续表

人口学特征	人群在家中的二手烟暴露情况[1]										
	每日			每周			每月			合计	
	百分率(95% *CI*)		加权人数 / 千人	百分率(95% *CI*)		加权人数 / 千人	百分率(95% *CI*)		加权人数 / 千人	%	加权人数 / 千人
医务工作者	75.4	(60.6, 86.0)	3 423	13.8	(5.8, 29.4)	625	10.8	(5.3, 20.8)	489	100	4 537
无业	74.0	(69.0, 78.5)	37 211	13.7	(10.8, 17.2)	6 872	12.3	(9.4, 16.1)	6 208	100	50 291
其他	73.5	(69.9, 76.8)	92 908	16.0	(13.4, 19.0)	20 271	10.5	(8.4, 12.9)	13 210	100	126 389
地区											
东部	72.7	(69.8, 75.4)	138 695	16.1	(14.1, 18.3)	30 747	11.2	(9.1, 13.7)	21 315	100	190 756
中部	73.3	(69.6, 76.8)	107 930	16.2	(13.8, 18.8)	23 783	10.5	(8.5, 12.9)	15 468	100	147 181
西部	71.8	(67.0, 76.2)	127 192	15.8	(13.0, 18.9)	27 902	12.4	(9.8, 15.6)	21 997	100	177 091
非吸烟者	61.7	(58.6, 64.8)	178 578	20.8	(18.8, 23.0)	60 264	17.5	(15.4, 19.8)	50 540	100	289 382
性别											
男性	44.5	(39.9, 49.3)	37 609	29.3	(25.7, 33.1)	24 736	26.2	(22.2, 30.6)	22 147	100	84 491
女性	68.8	(65.6, 71.8)	140 969	17.3	(15.3, 19.5)	35 529	13.9	(11.9, 16.0)	28 394	100	204 891
年龄 / 岁											
15~24	66.8	(59.3, 73.6)	32 429	20.0	(15.0, 26.2)	9 712	13.2	(8.5, 19.8)	6 396	100	48 537
25~44	60.1	(55.9, 64.1)	63 137	20.9	(17.6, 24.5)	21 923	19.1	(16.3, 22.2)	20 042	100	105 102
45~64	62.1	(58.7, 65.5)	60 300	21.1	(18.7, 23.7)	20 452	16.8	(14.4, 19.4)	16 290	100	97 042
65+	58.7	(54.3, 62.9)	22 712	21.1	(17.8, 24.9)	8 177	20.2	(16.7, 24.2)	7 812	100	38 702
居住地											
城市	65.5	(62.0, 68.7)	101 537	18.3	(15.8, 21.2)	28 433	16.2	(13.6, 19.2)	25 138	100	155 109
农村	57.4	(52.6, 62.0)	77 041	23.7	(21.0, 26.7)	31 831	18.9	(15.9, 22.3)	25 402	100	134 274
教育水平[2]											
小学及以下	62.6	(58.8, 66.3)	58 613	20.3	(17.8, 23.1)	18 993	17.1	(14.4, 20.2)	16 026	100	93 632
初中	56.6	(52.1, 61.0)	48 359	23.2	(20.0, 26.8)	19 856	20.2	(17.0, 23.7)	17 225	100	85 440

续表

人口学特征	人群在家中的二手烟暴露情况[1]										
	每日			每周			每月			合计	
	百分率(95% *CI*)		加权人数 / 千人	百分率(95% *CI*)		加权人数 / 千人	百分率(95% *CI*)		加权人数 / 千人	%	加权人数 / 千人
高中毕业	62.0	(56.5,67.2)	20 383	18.1	(14.3,22.7)	5 949	19.9	(15.3,25.5)	6 546	100	32 878
大专及以上	64.9	(58.1,71.1)	18 653	20.0	(15.4,25.6)	5 754	15.1	(11.3,20.0)	4 347	100	28 755
职业											
农民	57.9	(52.4,63.2)	57 554	21.8	(18.5,25.6)	21 704	20.2	(16.9,24.0)	20 087	100	99 345
政府 / 事业单位人员	61.9	(48.9,73.5)	5 112	23.4	(13.9,36.8)	1 935	14.6	(8.4,24.2)	1 206	100	8 253
企业、商业、服务业人员	64.4	(59.8,68.9)	42 022	19.0	(15.9,22.7)	12 420	16.5	(12.7,21.1)	10 763	100	65 204
教师	55.2	(36.1,72.9)	2 341	26.2	(11.7,48.7)	1 110	18.6	(9.4,33.5)	790	100	4 240
医务工作者	71.9	(53.5,85.1)	2 238	15.2	(5.4,35.9)	473	12.9	(6.0,25.5)	402	100	3 114
无业	64.6	(58.6,70.1)	22 558	18.4	(14.4,23.1)	6 421	17.0	(13.1,21.8)	5 952	100	34 931
其他	62.6	(57.7,67.2)	46 058	22.0	(18.2,26.4)	16 202	15.4	(12.4,19.0)	11 340	100	73 600
地区											
东部	61.6	(58.0,65.0)	67 313	21.6	(18.6,25.0)	23 663	16.8	(13.8,20.3)	18 373	100	109 349
中部	62.7	(57.7,67.5)	51 554	21.4	(18.0,25.3)	17 593	15.9	(13.0,19.3)	13 046	100	82 193
西部	61.0	(53.6,68.0)	59 711	19.4	(15.7,23.8)	19 008	19.5	(15.3,24.7)	19 121	100	97 841

[1] 报告每日 / 每周 / 每月有人在家中抽烟的人群。

[2] 仅报告 25 岁以上应答者的教育水平。

表 7-4　15 岁及以上人群过去 30 天内在室内工作场所看到有人吸烟的百分比例和人数

人口学特征	在室内工作场所看到有人吸烟的人群[1]					
	总体			非吸烟者		
	百分率(95% *CI*)		加权人数 / 千人	百分率(95% *CI*)		加权人数 / 千人
总体	50.9	(47.7,54.1)	216 907	43.4	(40.1,46.8)	136 966
性别						
男性	60.5	(56.4,64.4)	139 333	49.9	(45.1,54.8)	60 925
女性	39.6	(36.4,42.9)	77 573	39.3	(36.1,42.6)	76 042
年龄 / 岁						
15~24	42.3	(35.9,49.0)	35 461	36.9	(30.0,44.3)	25 084
25~44	51.4	(47.9,54.9)	118 929	44.5	(40.9,48.2)	77 835
45~64	56.3	(52.3,60.2)	58 111	47.6	(43.4,51.8)	32 187
65+	55.5	(46.6,64.0)	4 405	36.3	(26.9,47.0)	1 860
居住地						
城市	49.2	(45.4,53.0)	157 322	41.9	(38.0,45.9)	100 327
农村	56.0	(50.1,61.7)	59 585	48.2	(41.9,54.6)	36 640
教育水平[2]						
小学及以下	58.3	(52.6,63.7)	23 655	48.7	(42.4,55.0)	13 882
初中	59.7	(55.4,63.9)	61 605	51.1	(46.3,55.9)	35 551
高中毕业	56.3	(51.7,60.7)	40 515	48.9	(43.9,54.0)	23 815
大专及以上	43.9	(39.0,48.9)	55 448	38.3	(33.5,43.3)	38 413
职业						
农民	65.9	(58.5,72.5)	24 398	51.6	(42.9,60.1)	12 062
政府 / 事业单位人员	48.7	(42.2,55.3)	16 635	41.9	(34.6,49.6)	10 750
企业、商业、服务业人员	52.0	(48.1,55.9)	110 238	46.0	(41.8,50.3)	71 240
教师	20.3	(13.9,28.8)	4 595	17.6	(11.5,25.9)	3 644
医务工作者	34.7	(26.1,44.5)	5 665	34.0	(24.8,44.5)	4 895
其他	52.9	(47.8,57.8)	51 830	44.6	(38.9,50.3)	32 159
地区						
东部	45.6	(40.3,50.9)	94 152	38.8	(33.6,44.3)	60 735
中部	54.3	(49.9,58.6)	56 873	44.9	(39.7,50.2)	33 679
西部	57.3	(52.3,62.2)	65 881	50.7	(45.0,56.4)	42 552

[1] 在家庭以外的室内场所工作或同时在室内和室外场所工作的人。

[2] 仅报告 25 岁以上应答者的教育水平。

表 7-5 15 岁及以上过去 30 天内在室内工作场所看到有人吸烟的人群看到有人在室内工作场所吸烟的频率的百分构成和人数

人口学特征	在室内工作场所看到有人吸烟的人群[1]									
	每日		每周		每月		少于每月		合计	
	百分率 (95% CI)	加权人数 / 千人	百分率 (95% CI)	加权人数 / 千人	百分率 (95% CI)	加权人数 / 千人	百分率 (95% CI)	加权人数 / 千人	%	加权人数 / 千人
总体	70.1 (67.1,73.0)	150 270	18.1 (15.9,20.6)	38 811	3.9 (3.0,4.9)	8 254	7.9 (6.6,9.4)	16 883	100	214 217
性别										
男性	77.3 (73.6,80.6)	106 365	14.7 (12.1,17.8)	20 278	2.8 (2.0,3.9)	3 821	5.2 (4.0,6.8)	7 151	100	137 615
女性	57.3 (53.1,61.4)	43 905	24.2 (20.5,28.4)	18 533	5.8 (4.2,7.9)	4 433	12.7 (10.3,15.5)	9 732	100	76 603
年龄 / 岁										
15~24	58.3 (48.4,67.5)	20 312	27.4 (19.3,37.3)	9 553	3.6 (1.6,7.6)	1 241	10.8 (6.8,16.6)	3 760	100	34 865
25~44	71.5 (68.0,74.7)	83 872	17.4 (14.8,20.5)	20 471	3.6 (2.6,5.0)	4 256	7.4 (5.9,9.4)	8 739	100	117 338
45~64	73.9 (70.1,77.3)	42 580	14.4 (12.1,17.1)	8 297	4.5 (3.2,6.3)	2 615	7.2 (5.5,9.3)	4 148	100	57 640
65+	80.2 (69.3,87.9)	3 506	11.2 (5.1,22.9)	490	3.2 (1.2,8.4)	141	5.4 (2.7,10.7)	237	100	4 374
居住地										
城市	70.9 (67.3,74.3)	109 896	18.0 (15.5,20.9)	27 945	3.6 (2.6,4.8)	5 524	7.5 (6.0,9.2)	11 603	100	154 968
农村	68.1 (62.7,73.1)	40 373	18.3 (13.9,23.8)	10 866	4.6 (3.0,6.9)	2 730	8.9 (6.6,11.9)	5 280	100	59 249
教育水平[2]										
小学及以下	82.5 (76.6,87.1)	19 448	9.0 (5.8,13.6)	2 115	4.1 (2.3,7.2)	959	4.5 (2.9,6.8)	1 058	100	23 580
初中	75.5 (71.0,79.5)	46 060	14.1 (11.0,18.0)	8 611	3.2 (2.1,4.9)	1 944	7.2 (5.5,9.4)	4 407	100	61 022
高中毕业	73.4 (68.2,78.0)	29 532	16.7 (12.8,21.4)	6 713	3.4 (2.1,5.6)	1 373	6.6 (4.4,9.6)	2 642	100	40 259
大专及以上	64.1 (59.5,68.5)	34 801	21.8 (18.1,26.0)	11 819	5.0 (3.2,8.0)	2 737	9.0 (6.6,12.3)	4 911	100	54 269
职业										
农民	80.2 (72.4,86.2)	19 473	11.9 (7.2,19.2)	2 894	2.9 (1.5,5.5)	709	5.0 (2.9,8.5)	1 205	100	24 280
政府 / 事业单位人员	66.3 (58.0,73.7)	10 949	20.4 (14.3,28.3)	3 375	6.6 (3.2,13.1)	1 090	6.7 (3.8,11.6)	1 106	100	16 519
企业、商业、服务业人员	71.0 (67.0,74.7)	77 457	17.8 (15.0,20.9)	19 419	3.4 (2.4,4.7)	3 692	7.8 (6.1,10.0)	8 546	100	109 114

续表

人口学特征	在室内工作场所看到有人吸烟的人群[1]													
	每日			每周			每月			少于每月			合计	
	百分率 (95% *CI*)		加权人数 / 千人	百分率 (95% *CI*)		加权人数 / 千人	百分率 (95% *CI*)		加权人数 / 千人	百分率 (95% *CI*)		加权人数 / 千人	%	加权人数 / 千人
教师	56.8	(45.3,67.5)	2 554	22.5	(12.1,38.0)	1 014	8.4	(3.3,19.7)	376	12.3	(6.9,20.9)	555	100	4 498
医务工作者	50.7	(38.4,63.0)	2 853	30.6	(20.4,43.2)	1 723	3.6	(1.4,9.2)	204	15.0	(7.4,28.0)	843	100	5 623
其他	67.8	(60.7,74.2)	34 352	19.0	(14.1,25.2)	9 650	4.3	(2.6,7.0)	2 168	8.9	(6.1,12.8)	4 510	100	50 680
地区														
东部	67.6	(62.7,72.2)	62 937	19.1	(15.7,23.0)	17 739	4.3	(3.1,6.0)	4 007	9.0	(7.0,11.5)	8 381	100	93 064
中部	73.7	(69.8,77.3)	41 246	15.1	(12.0,18.8)	8 443	2.8	(1.6,4.8)	1 577	8.4	(6.2,11.2)	4 691	100	55 958
西部	70.7	(64.2,76.5)	46 087	19.4	(14.9,24.9)	12 628	4.1	(2.6,6.4)	2 670	5.8	(3.8,8.8)	3 811	100	65 196
非吸烟者	59.9	(55.9,63.7)	80 737	24.1	(20.9,27.6)	32 501	5.3	(4.2,6.8)	7 206	10.7	(8.9,12.8)	14 433	100	134 877
性别														
男性	63.8	(57.7,69.5)	38 183	23.6	(18.7,29.3)	14 105	4.6	(3.1,6.9)	2 773	7.9	(5.8,10.7)	4 745	100	59 806
女性	56.7	(52.3,61.0)	42 555	24.5	(20.7,28.8)	18 395	5.9	(4.3,8.0)	4 433	12.9	(10.5,15.8)	9 688	100	75 071
年龄 / 岁														
15~24	47.5	(36.2,59.1)	11 684	34.5	(24.1,46.6)	8 484	5.0	(2.3,10.6)	1 241	12.9	(7.7,21.0)	3 174	100	24 582
25~44	62.3	(57.6,66.7)	47 721	22.8	(18.9,27.2)	17 466	4.9	(3.4,6.9)	3 726	10.1	(7.9,12.8)	7 740	100	76 654
45~64	63.0	(57.5,68.3)	20 058	19.6	(15.9,23.9)	6 236	6.7	(4.7,9.4)	2 127	10.7	(8.2,13.8)	3 393	100	31 813
65+	69.7	(52.0,83.0)	1 275	17.3	(7.4,35.1)	316	6.1	(1.8,18.3)	111	6.9	(3.0,15.4)	127	100	1 829
居住地														
城市	61.7	(57.0,66.2)	60 795	23.2	(19.6,27.2)	22 820	5.0	(3.7,6.8)	4 930	10.1	(8.2,12.5)	9 999	100	98 545
农村	54.9	(47.8,61.8)	19 942	26.6	(20.0,34.5)	9 680	6.3	(3.9,9.9)	2 276	12.2	(8.6,17.1)	4 434	100	36 332
教育水平[2]														
小学及以下	76.2	(68.4,82.6)	10 521	11.6	(7.0,18.7)	1 606	5.4	(2.8,10.2)	746	6.8	(4.2,10.7)	934	100	13 807
初中	65.6	(58.7,71.9)	22 986	19.7	(14.7,25.9)	6 903	4.7	(2.9,7.4)	1 633	10.0	(7.3,13.6)	3 517	100	35 038

续表

人口学特征	在室内工作场所看到有人吸烟的人群[1]													
	每日			每周			每月			少于每月			合计	
	百分率	(95% *CI*)	加权人数/千人	百分率	(95% *CI*)	加权人数/千人	百分率	(95% *CI*)	加权人数/千人	百分率	(95% *CI*)	加权人数/千人	%	加权人数/千人
高中毕业	62.7	(55.5,69.3)	14 808	21.5	(16.0,28.3)	5 085	5.3	(3.1,8.9)	1 251	10.5	(7.1,15.4)	2 484	100	23 628
大专及以上	54.8	(49.9,59.7)	20 622	27.7	(22.5,33.6)	10 423	6.2	(3.8,10.0)	2 335	11.2	(8.2,15.1)	4 221	100	37 601
职业														
农民	68.0	(57.6,76.9)	8 119	19.8	(11.8,31.3)	2 364	4.3	(1.8,9.7)	512	8.0	(4.4,14.0)	950	100	11 944
政府/事业单位人员	57.1	(46.3,67.2)	6 082	25.4	(17.1,36.1)	2 712	9.7	(4.6,19.6)	1 038	7.8	(4.2,14.1)	829	100	10 660
企业、商业、服务业人员	62.2	(57.1,67.1)	43 796	22.8	(19.0,27.1)	16 065	4.2	(3.0,6.0)	2 966	10.7	(8.4,13.7)	7 560	100	70 388
教师	45.2	(33.4,57.5)	1 603	28.6	(15.2,47.2)	1 014	10.6	(4.4,23.3)	376	15.6	(8.6,26.6)	555	100	3 548
医务工作者	45.3	(32.4,58.9)	2 200	33.7	(22.4,47.2)	1 634	4.2	(1.6,10.6)	204	16.8	(8.1,31.6)	816	100	4 853
其他	56.0	(47.2,64.5)	17 512	25.8	(19.0,34.0)	8 056	6.7	(4.1,10.7)	2 095	11.5	(7.4,17.6)	3 605	100	31 268
地区														
东部	57.8	(52.8,62.6)	34 578	25.1	(20.8,29.9)	15 013	5.3	(3.7,7.4)	3 154	11.9	(9.4,15.0)	7 114	100	59 859
中部	63.4	(58.3,68.2)	20 976	19.7	(15.6,24.6)	6 522	4.6	(2.6,8.0)	1 532	12.3	(8.9,16.7)	4 061	100	33 091
西部	60.1	(50.4,69.0)	25 183	26.2	(19.0,34.8)	10 966	6.0	(3.8,9.3)	2 521	7.8	(5.0,12.0)	3 258	100	41 928

[1] 过去30天报告在其室内工作场所看到有人吸烟的人。

[2] 仅报告25岁以上应答者的教育水平。

表 7-6　15 岁及以上室内工作者其室内工作场所禁烟规定的百分构成

人口学特征	室内工作场所禁烟规定[1]						合计
	允许吸烟 / 没有规定		部分区域允许吸烟		全面禁烟		
	百分率（95% *CI*）						
总体	26.0	(23.2, 29.1)	27.7	(25.2, 30.2)	46.3	(43.1, 49.5)	100
性别							
男性	30.5	(26.9, 34.2)	30.8	(27.7, 34.1)	38.7	(35.3, 42.2)	100
女性	20.0	(17.3, 23.0)	23.3	(21.0, 25.9)	56.7	(53.0, 60.3)	100
年龄 / 岁							
15~24	20.5	(15.9, 26.0)	24.8	(19.8, 30.4)	54.8	(48.8, 60.6)	100
25~44	23.0	(20.0, 26.2)	31.0	(28.1, 34.0)	46.0	(42.6, 49.5)	100
45~64	34.4	(30.7, 38.3)	23.4	(20.5, 26.5)	42.2	(38.4, 46.1)	100
65+	57.3	(47.4, 66.6)	18.2	(12.8, 25.1)	24.6	(17.3, 33.6)	100
居住地							
城市	22.2	(19.1, 25.7)	28.7	(25.8, 31.7)	49.1	(45.4, 52.8)	100
农村	36.7	(31.0, 42.8)	24.8	(20.5, 29.7)	38.5	(32.6, 44.7)	100
教育水平[2]							
小学及以下	48.7	(41.1, 56.3)	17.2	(13.6, 21.5)	34.1	(27.5, 41.4)	100
初中	35.6	(31.5, 39.9)	29.8	(26.1, 33.8)	34.6	(31.0, 38.3)	100
高中毕业	26.2	(22.2, 30.7)	29.3	(25.4, 33.5)	44.5	(39.6, 49.5)	100
大专及以上	12.7	(10.3, 15.7)	30.4	(26.6, 34.5)	56.9	(52.1, 61.5)	100
职业							
农民	57.5	(48.8, 65.8)	25.1	(19.2, 32.0)	17.4	(13.0, 22.9)	100
政府 / 事业单位人员	15.1	(11.1, 20.1)	31.8	(26.0, 38.2)	53.1	(46.7, 59.5)	100
企业、商业、服务业人员	23.3	(20.1, 26.8)	30.6	(27.6, 33.8)	46.1	(42.3, 50.0)	100
教师	5.2	(2.7, 9.8)	16.4	(11.2, 23.2)	78.4	(71.2, 84.3)	100
医务工作者	4.7	(2.5, 8.7)	18.5	(12.6, 26.2)	76.8	(69.2, 83.0)	100
其他	28.6	(24.5, 33.1)	24.7	(21.0, 28.8)	46.7	(41.8, 51.7)	100
地区							
东部	21.7	(17.9, 26.0)	25.7	(22.8, 28.8)	52.6	(48.1, 57.1)	100
中部	31.2	(26.7, 36.1)	26.5	(22.6, 30.8)	42.3	(37.9, 46.9)	100
西部	28.8	(22.1, 36.4)	32.0	(26.1, 38.5)	39.3	(32.1, 46.9)	100

[1] 在家庭以外的室内场所工作或同时在室内和室外场所工作的人。

[2] 仅报告 25 岁以上应答者的教育水平。

表 7-7 15 岁及以上到过各类场所的人群过去 30 天内在各类场所看到有人吸烟的百分比例

人口学特征	在……看到有人吸烟[1]																			
	政府大楼		医疗机构		餐馆		小西餐厅,咖啡店或茶馆		酒吧或夜总会		网吧		出租车		公共交通工具		大学		中小学校[2]	
	百分率(95% *CI*)																			
总体	31.1	(26.4,36.3)	24.4	(22.2,26.9)	73.3	(70.7,75.6)	48.4	(43.3,53.6)	87.5	(84.4,90.1)	89.3	(83.8,93.1)	23.5	(20.8,26.4)	12.9	(10.9,15.2)	33.3	(27.6,39.5)	23.4	(21.0,25.9)
性别																				
男性	35.7	(30.6,41.2)	25.8	(22.7,29.1)	79.2	(76.6,81.7)	57.2	(51.5,62.8)	91.8	(88.3,94.3)	89.0	(82.7,93.2)	26.0	(22.7,29.6)	13.4	(10.9,16.4)	37.9	(29.9,46.7)	28.1	(24.6,31.9)
女性	24.7	(19.0,31.5)	23.3	(20.8,26.1)	65.3	(62.4,68.2)	38.3	(32.9,44.0)	79.7	(73.4,84.8)	90.9	(77.4,96.7)	21.0	(18.2,24.1)	12.4	(10.3,14.9)	27.6	(22.0,33.9)	19.2	(16.8,21.9)
年龄 / 岁																				
15~24	26.2	(17.9,36.6)	27.6	(20.6,36.0)	69.1	(64.5,73.4)	40.6	(32.1,49.8)	85.8	(78.6,90.8)	89.0	(81.1,93.8)	25.7	(19.6,32.8)	16.4	(11.8,22.4)	45.5	(35.8,55.7)	43.0	(35.6,50.7)
25~44	31.4	(26.2,37.2)	25.9	(22.9,29.1)	75.0	(71.7,78.1)	44.5	(39.0,50.1)	90.1	(85.9,93.2)	89.7	(81.8,94.4)	24.2	(21.1,27.6)	12.3	(10.1,14.8)	27.1	(21.3,33.7)	18.9	(16.3,21.8)
45~64	33.6	(27.0,41.0)	22.3	(19.9,25.0)	74.6	(71.8,77.2)	69.2	(60.2,76.9)	82.0	(74.6,87.5)	-	-	22.1	(19.5,25.0)	12.1	(10.2,14.3)	22.1	(15.8,29.9)	19.7	(16.5,23.4)
65+	26.5	(19.9,34.3)	22.2	(19.2,25.6)	63.9	(60.1,67.6)	70.5	(54.2,82.9)	-	-	-	-	16.1	(12.6,20.3)	11.2	(8.8,14.2)	15.4	(7.3,29.6)	21.8	(16.8,27.9)
居住地																				
城市	28.1	(24.3,32.3)	25.1	(22.0,28.4)	72.9	(69.7,75.9)	46.1	(40.2,52.1)	86.6	(82.8,89.6)	89.2	(83.0,93.3)	24.6	(21.4,28.1)	11.2	(8.8,14.3)	32.6	(27.4,38.4)	21.6	(18.6,24.9)
农村	37.4	(27.2,48.9)	23.4	(20.6,26.5)	74.1	(70.0,77.8)	57.5	(46.4,67.9)	90.6	(84.6,94.5)	89.6	(73.6,96.4)	20.1	(16.2,24.8)	16.7	(13.5,20.4)	36.2	(19.5,57.1)	26.1	(21.9,30.6)
教育水平[3]																				
小学及以下	32.8	(21.7,46.2)	23.9	(21.2,26.9)	73.1	(69.9,76.1)	79.7	(67.5,88.1)	91.1	(80.9,96.1)	-	-	20.9	(17.6,24.7)	16.6	(13.7,20.1)	16.4	(7.3,32.7)	19.2	(16.0,22.8)
初中	33.6	(24.1,44.7)	23.8	(20.9,26.8)	77.0	(73.9,79.9)	64.9	(56.6,72.4)	91.4	(87.1,94.4)	97.2	(91.2,99.2)	20.8	(17.7,24.2)	13.8	(11.4,16.6)	19.3	(12.1,29.4)	20.0	(16.9,23.5)
高中毕业	33.5	(27.1,40.7)	26.1	(21.3,31.5)	75.4	(71.8,78.7)	49.3	(39.7,59.0)	86.8	(80.5,91.3)	87.8	(70.6,95.6)	22.8	(19.0,27.2)	9.7	(7.6,12.4)	26.3	(16.5,39.1)	17.7	(14.0,22.1)
大专及以上	29.6	(24.4,35.3)	23.0	(19.8,26.4)	70.3	(65.2,74.8)	39.5	(33.0,46.3)	86.1	(77.7,91.6)	88.3	(72.4,95.6)	26.0	(21.6,30.9)	7.4	(5.6,9.7)	28.6	(23.1,34.8)	19.8	(16.0,24.3)
职业																				
农民	40.4	(27.3,55.0)	25.3	(21.5,29.4)	77.5	(73.2,81.2)	74.3	(56.1,86.7)	92.9	(85.4,96.7)	-	-	20.9	(16.7,25.7)	17.6	(14.2,21.7)	33.4	(14.0,60.8)	18.9	(16.0,22.2)
政府 / 事业单位人员	42.8	(36.3,49.6)	24.3	(17.0,33.3)	71.2	(64.7,76.9)	44.8	(33.2,57.1)	89.2	(75.0,95.8)	-	-	28.8	(21.3,37.7)	11.5	(7.3,17.6)	32.7	(18.0,51.7)	18.1	(11.8,26.9)
企业、商业、服务业人员	25.1	(20.5,30.3)	21.7	(18.5,25.3)	74.1	(70.5,77.4)	44.3	(38.3,50.5)	90.0	(84.6,93.7)	86.9	(77.8,92.6)	21.5	(18.4,24.9)	9.8	(7.3,13.0)	28.2	(21.4,36.1)	18.0	(14.8,21.8)
教师	24.8	(16.1,36.1)	25.5	(16.7,36.9)	72.1	(63.3,79.4)	31.5	(18.2,48.8)	81.9	(60.0,93.2)	-	-	29.3	(20.0,40.7)	17.2	(11.0,26.0)	28.2	(13.9,48.8)	30.6	(21.9,41.0)
医务工作者	15.9	(7.3,31.1)	38.4	(31.3,46.0)	73.2	(62.8,81.5)	24.7	(15.6,36.9)	91.7	(77.9,97.2)	-	-	27.0	(19.8,35.8)	9.2	(4.7,17.0)	8.0	(2.3,24.4)	6.3	(2.5,14.8)

续表

人口学特征	在……看到有人吸烟[1]																			
	政府大楼		医疗机构		餐馆		小西餐厅，咖啡店或茶馆		酒吧或夜总会		网吧		出租车		公共交通工具		大学		中小学校[2]	
	百分率(95% *CI*)																			
无业	22.0	(14.5,32.0)	24.5	(18.9,31.1)	74.9	(69.3,79.7)	68.4	(54.8,79.5)	91.0	(77.8,96.7)	86.4	(57.9,96.7)	28.5	(23.2,34.4)	15.8	(11.7,21.0)	31.0	(16.4,50.6)	21.0	(14.1,30.2)
其他	27.1	(21.3,33.9)	23.7	(20.5,27.3)	69.5	(65.6,73.1)	50.6	(42.7,58.4)	80.6	(72.7,86.6)	92.3	(84.3,96.4)	23.4	(19.5,27.9)	12.0	(9.6,14.9)	38.6	(30.5,47.4)	33.4	(28.7,38.4)
地区																				
东部	26.0	(21.2,31.4)	20.0	(17.2,23.2)	67.4	(62.7,71.7)	37.8	(31.0,45.2)	87.9	(83.0,91.5)	83.5	(70.9,91.3)	18.3	(14.9,22.3)	8.0	(6.1,10.4)	28.1	(22.5,34.5)	20.0	(16.1,24.7)
中部	30.4	(25.1,36.2)	30.3	(26.3,34.5)	78.1	(75.0,80.9)	46.5	(35.4,58.0)	82.9	(76.4,87.9)	90.0	(80.5,95.2)	26.1	(23.0,29.4)	18.0	(14.3,22.5)	36.0	(25.7,47.8)	25.1	(21.0,29.7)
西部	37.0	(27.2,47.9)	25.3	(20.5,30.8)	76.8	(72.7,80.4)	64.5	(57.3,71.2)	90.6	(85.0,94.2)	93.5	(81.8,97.9)	27.6	(21.7,34.3)	14.8	(10.5,20.4)	38.7	(26.1,53.0)	26.1	(22.4,30.3)
非吸烟者	27.3	(21.8,33.6)	23.4	(21.0,25.9)	68.2	(65.5,70.8)	40.6	(35.7,45.7)	80.5	(75.4,84.8)	89.4	(82.5,93.8)	21.7	(18.7,25.0)	12.8	(10.8,15.2)	32.4	(26.9,38.3)	21.9	(19.3,24.6)
性别																				
男性	32.0	(25.0,39.8)	23.7	(20.1,27.7)	73.0	(69.7,76.0)	46.5	(39.8,53.3)	82.8	(74.0,89.0)	88.2	(79.1,93.6)	23.5	(19.2,28.4)	13.7	(10.8,17.2)	38.9	(29.9,48.7)	27.2	(22.6,32.2)
女性	24.1	(18.4,30.9)	23.2	(20.6,26.0)	65.2	(62.2,68.0)	37.3	(31.9,43.1)	79.0	(72.4,84.4)	93.2	(83.0,97.5)	20.7	(17.9,23.9)	12.4	(10.3,14.9)	27.3	(21.8,33.6)	19.2	(16.8,21.9)
年龄/岁																				
15~24	22.5	(13.2,35.6)	26.6	(19.7,34.9)	66.5	(61.5,71.1)	35.9	(27.3,45.6)	78.5	(68.5,86.0)	89.9	(80.4,95.0)	24.8	(18.7,32.2)	16.4	(12.0,22.0)	43.2	(33.5,53.4)	42.0	(34.7,49.8)
25~44	27.2	(21.3,34.0)	25.4	(22.3,28.6)	70.4	(66.6,73.9)	38.1	(33.0,43.4)	85.1	(77.9,90.3)	88.7	(75.6,95.2)	22.4	(19.0,26.2)	12.1	(9.8,14.9)	23.8	(18.4,30.2)	16.2	(13.6,19.2)
45~64	30.7	(22.5,40.4)	20.2	(17.6,23.0)	68.1	(64.8,71.3)	58.1	(48.8,66.8)	68.4	(56.1,78.5)	-	-	18.7	(15.8,22.1)	12.2	(10.2,14.6)	24.5	(16.2,35.3)	17.5	(14.4,21.1)
65+	24.0	(17.3,32.2)	21.4	(18.1,25.1)	57.2	(51.9,62.3)	53.4	(34.9,71.1)	-	-	-	-	14.4	(10.7,18.9)	10.0	(7.6,13.1)	14.3	(6.3,29.3)	18.5	(13.4,25.0)
居住地																				
城市	23.8	(20.4,27.6)	23.9	(20.8,27.3)	68.4	(65.0,71.5)	38.9	(33.5,44.5)	80.6	(74.9,85.3)	88.6	(80.5,93.6)	22.8	(19.2,26.9)	11.3	(8.9,14.3)	31.4	(26.2,37.1)	19.3	(16.4,22.7)
农村	35.0	(22.3,50.1)	22.4	(19.4,25.8)	67.8	(62.9,72.4)	48.3	(35.9,61.0)	80.1	(68.3,88.2)	93.2	(76.7,98.3)	17.7	(13.6,22.9)	16.5	(13.2,20.4)	36.3	(21.0,55.0)	25.8	(21.4,30.7)
教育水平[3]																				
小学及以下	29.0	(16.2,46.3)	22.6	(19.7,25.7)	65.5	(62.0,68.9)	68.7	(52.1,81.7)	78.7	(60.3,89.9)	-	-	15.4	(11.7,20.0)	15.5	(12.6,18.8)	10.4	(3.5,27.3)	18.0	(14.8,21.6)
初中	32.8	(20.8,47.5)	23.6	(20.4,27.2)	70.2	(66.2,73.8)	58.5	(48.3,68.0)	83.2	(73.7,89.7)	96.8	(80.7,99.5)	18.2	(15.2,21.6)	14.5	(11.8,17.8)	16.3	(8.8,28.0)	18.2	(14.9,22.0)
高中毕业	28.5	(20.9,37.6)	23.2	(18.5,28.8)	71.0	(66.6,75.1)	38.4	(29.4,48.3)	80.2	(69.2,87.9)	-	-	19.2	(15.2,24.0)	10.0	(7.6,13.2)	23.4	(12.2,40.2)	14.3	(10.7,18.7)
大专及以上	25.0	(20.4,30.3)	22.3	(19.2,25.7)	67.3	(62.2,72.0)	34.2	(28.6,40.3)	81.6	(69.9,89.5)	85.8	(55.3,96.7)	25.6	(21.0,30.9)	7.2	(5.3,9.8)	28.1	(21.7,35.4)	15.7	(12.0,20.1)

续表

人口学特征	在……看到有人吸烟[1]																			
	政府大楼		医疗机构		餐馆		小西餐厅，咖啡店或茶馆		酒吧或夜总会		网吧		出租车		公共交通工具		大学		中小学校[2]	
	百分率（95% *CI*）																			
职业																				
农民	41.3	(25.6,59.0)	22.8	(19.4,26.7)	68.1	(62.4,73.4)	76.0	(59.6,87.2)	84.4	(65.0,94.0)	-	-	15.0	(10.9,20.3)	16.8	(13.5,20.7)	11.8	(2.9,38.0)	16.1	(13.2,19.4)
政府/事业单位人员	35.3	(27.9,43.5)	22.6	(15.3,32.2)	68.0	(60.9,74.3)	39.4	(28.0,52.1)	84.7	(65.1,94.2)	-	-	26.6	(18.4,36.7)	11.5	(7.1,18.1)	39.7	(22.3,60.1)	16.9	(10.1,27.0)
企业、商业、服务业人员	20.4	(15.5,26.5)	20.7	(17.3,24.5)	68.6	(64.6,72.3)	35.9	(30.4,41.7)	85.0	(75.4,91.3)	86.9	(73.9,94.0)	18.7	(15.4,22.5)	10.0	(7.5,13.3)	27.3	(19.1,37.3)	14.7	(11.5,18.6)
教师	21.8	(12.2,36.0)	25.2	(15.4,38.3)	70.2	(60.9,78.1)	26.9	(16.1,41.3)	80.5	(57.5,92.7)	-	-	28.8	(19.1,40.9)	18.8	(12.0,28.2)	27.2	(13.1,48.1)	26.7	(18.8,36.4)
医务工作者	10.5	(3.3,28.8)	36.5	(29.2,44.5)	71.2	(60.0,80.3)	23.3	(14.0,36.2)	89.9	(73.1,96.7)	-	-	22.7	(15.1,32.7)	9.1	(4.5,17.7)	-	-	5.0	(1.6,14.5)
无业	14.5	(8.1,24.7)	23.1	(17.2,30.2)	73.1	(67.2,78.3)	59.8	(45.1,73.0)	85.8	(67.1,94.7)	-	-	27.0	(20.9,34.2)	14.8	(10.6,20.3)	32.5	(17.3,52.5)	18.4	(11.7,27.9)
其他	25.4	(18.9,33.4)	23.9	(20.5,27.6)	65.4	(61.2,69.4)	43.6	(35.9,51.5)	69.8	(58.2,79.3)	89.6	(77.2,95.6)	23.3	(18.6,28.8)	12.4	(9.8,15.7)	37.0	(28.3,46.7)	33.8	(28.6,39.4)
地区																				
东部	22.0	(17.7,27.1)	19.8	(16.7,23.3)	62.2	(57.6,66.5)	32.4	(26.2,39.3)	81.1	(73.7,86.8)	83.9	(69.1,92.4)	16.7	(13.2,20.7)	7.9	(5.9,10.5)	28.4	(22.1,35.6)	18.7	(14.6,23.6)
中部	23.9	(18.8,29.8)	28.9	(24.6,33.7)	73.1	(69.7,76.2)	36.2	(26.8,46.9)	73.1	(62.8,81.4)	88.2	(74.1,95.1)	23.5	(19.9,27.7)	18.6	(14.3,23.7)	34.5	(25.1,45.4)	23.2	(19.2,27.8)
西部	36.0	(24.6,49.2)	23.6	(19.1,28.8)	72.6	(68.1,76.7)	56.9	(48.5,65.0)	86.0	(76.3,92.1)	96.1	(89.7,98.6)	26.5	(19.9,34.4)	14.7	(10.8,19.7)	36.7	(24.6,50.8)	25.1	(20.7,30.1)

[1] 过去 30 天到过该场所的人。
[2] 包括小学、初中、高中、中专、职高等。
[3] 仅报告 25 岁以上应答者的教育水平。
- 未加权样本量小于 25，不显示结果。

表 7-8　15 岁及以上人群认为在各类室内公共场所应该禁烟的百分比例

人口学特征	认为在……应该禁烟							
	医院	工作场所	餐馆	酒吧和夜总会	大学	中小学[1]	出租车	公共交通工具
	百分率(95% *CI*)							
总体	97.1 (96.5,97.6)	90.9 (89.9,91.9)	79.9 (77.9,81.8)	59.9 (57.1,62.7)	92.7 (91.5,93.7)	96.7 (96.0,97.3)	92.9 (91.8,93.8)	96.1 (95.3,96.7)
吸烟状态								
吸烟者[2]	97.1 (96.4,97.7)	85.5 (83.5,87.3)	69.4 (66.4,72.3)	48.9 (45.2,52.6)	90.1 (88.6,91.5)	95.7 (94.7,96.6)	89.2 (87.4,90.7)	96.1 (95.1,96.9)
非吸烟者[3]	97.1 (96.4,97.7)	92.9 (91.9,93.8)	83.7 (81.7,85.6)	63.9 (61.0,66.6)	93.6 (92.3,94.7)	97.1 (96.3,97.7)	94.2 (93.2,95.1)	96.1 (95.3,96.7)
性别								
男性	97.4 (96.8,97.9)	89.3 (87.8,90.7)	76.3 (73.9,78.5)	55.2 (52.0,58.3)	92.0 (90.6,93.2)	96.8 (95.9,97.4)	91.8 (90.6,93.0)	96.6 (95.8,97.3)
女性	96.8 (96.1,97.4)	92.6 (91.6,93.5)	83.7 (81.6,85.5)	64.7 (61.8,67.5)	93.4 (92.0,94.5)	96.7 (95.9,97.4)	93.9 (92.7,94.9)	95.6 (94.6,96.3)
年龄 / 岁								
15~24	98.9 (98.0,99.4)	95.9 (93.6,97.4)	85.4 (82.5,88.0)	51.4 (46.4,56.4)	93.4 (91.0,95.2)	99.2 (98.3,99.6)	96.1 (94.3,97.3)	99.0 (98.1,99.5)
25~44	98.5 (97.8,99.0)	92.4 (91.1,93.5)	82.9 (80.5,85.0)	61.2 (57.9,64.4)	94.8 (93.4,95.9)	98.4 (97.6,98.9)	94.6 (93.5,95.6)	98.0 (97.3,98.5)
45~64	96.9 (96.2,97.4)	90.0 (88.4,91.4)	77.5 (75.0,79.8)	62.9 (59.8,65.9)	92.7 (91.3,93.9)	96.2 (95.3,97.0)	92.5 (91.2,93.6)	95.8 (94.8,96.6)
65+	92.1 (90.6,93.4)	84.4 (82.2,86.4)	72.3 (69.4,75.1)	57.2 (53.7,60.7)	86.0 (83.6,88.1)	90.8 (89.0,92.4)	85.6 (83.3,87.6)	88.6 (86.6,90.3)
居住地								
城市	97.8 (97.3,98.2)	92.3 (90.9,93.5)	82.2 (79.6,84.6)	64.1 (60.6,67.5)	94.3 (93.3,95.2)	97.6 (96.9,98.1)	94.1 (93.0,95.1)	97.2 (96.3,97.8)
农村	96.1 (94.8,97.1)	89.0 (87.2,90.6)	76.5 (72.9,79.7)	53.6 (48.8,58.3)	90.2 (87.7,92.3)	95.5 (94.0,96.6)	90.9 (89.0,92.5)	94.5 (93.2,95.5)
教育水平[4]								
小学及以下	93.5 (92.4,94.5)	84.8 (82.9,86.5)	71.8 (69.0,74.4)	54.1 (50.4,57.6)	87.5 (85.3,89.5)	92.4 (90.7,93.8)	87.3 (85.3,89.0)	90.8 (89.1,92.2)
初中	98.2 (97.4,98.7)	91.6 (90.2,92.9)	79.0 (76.4,81.4)	62.1 (58.5,65.6)	94.3 (93.0,95.4)	97.6 (96.8,98.1)	93.6 (92.2,94.7)	97.1 (96.4,97.7)
高中毕业	98.5 (97.7,99.0)	92.8 (91.1,94.2)	83.0 (80.3,85.5)	66.0 (62.2,69.7)	95.3 (93.5,96.5)	98.8 (98.1,99.3)	95.6 (94.4,96.6)	98.8 (98.2,99.2)
大专及以上	99.0 (98.3,99.4)	94.9 (93.3,96.2)	89.1 (86.8,91.0)	68.8 (64.9,72.4)	96.1 (94.4,97.3)	98.9 (98.3,99.3)	96.3 (94.8,97.4)	98.8 (98.1,99.2)

续表

人口学特征	认为在……应该禁烟															
	医院		工作场所		餐馆		酒吧和夜总会		大学		中小学[1]		出租车		公共交通工具	
	百分率(95% *CI*)															
职业																
农民	94.9	(93.5,96.1)	87.2	(85.2,89.0)	72.4	(68.6,75.8)	52.8	(47.3,58.2)	88.4	(85.4,90.9)	93.8	(91.7,95.3)	89.3	(87.1,91.1)	92.9	(91.1,94.3)
政府/事业单位人员	98.7	(96.8,99.5)	95.2	(92.1,97.1)	86.8	(82.1,90.4)	64.9	(58.3,70.9)	93.9	(89.2,96.6)	98.9	(96.9,99.6)	97.3	(95.0,98.5)	99.0	(97.4,99.7)
企业、商业、服务业人员	98.7	(98.2,99.1)	91.5	(89.8,92.9)	82.0	(79.4,84.3)	60.8	(57.5,64.0)	95.3	(93.9,96.4)	98.7	(98.1,99.1)	95.3	(94.3,96.1)	98.4	(97.9,98.8)
教师	99.4	(98.1,99.8)	99.0	(97.9,99.5)	91.6	(86.5,94.9)	72.8	(65.6,78.9)	98.8	(97.1,99.5)	99.7	(98.5,99.9)	96.2	(92.7,98.0)	98.8	(96.8,99.5)
医务工作者	99.6	(97.0,99.9)	99.7	(98.0,100)	91.0	(84.6,94.9)	73.3	(65.1,80.3)	99.6	(98.3,99.9)	99.7	(98.7,99.9)	99.0	(96.1,99.7)	99.5	(96.6,99.9)
无业	96.7	(95.5,97.6)	92.0	(90.0,93.7)	81.9	(78.5,84.8)	62.7	(58.5,66.8)	92.6	(90.6,94.2)	96.6	(95.2,97.6)	92.3	(90.3,93.9)	94.8	(93.0,96.1)
其他	97.6	(96.9,98.2)	92.4	(91.0,93.5)	82.8	(80.5,85.0)	63.1	(59.6,66.4)	93.7	(92.4,94.8)	97.4	(96.6,98.0)	93.5	(92.1,94.6)	97.0	(96.2,97.7)
地区																
东部	97.4	(96.1,98.2)	92.3	(90.8,93.6)	83.7	(80.8,86.2)	64.4	(60.3,68.3)	93.8	(91.4,95.6)	97.2	(95.6,98.2)	94.2	(92.6,95.4)	96.9	(95.6,97.8)
中部	96.9	(95.9,97.7)	90.6	(88.1,92.7)	76.2	(71.7,80.2)	61.0	(56.1,65.7)	91.4	(88.9,93.4)	95.8	(94.1,96.9)	91.4	(88.8,93.4)	94.8	(92.9,96.3)
西部	97.0	(96.1,97.6)	89.4	(87.5,91.1)	78.3	(74.5,81.7)	52.8	(47.2,58.3)	92.3	(90.8,93.6)	97.0	(96.2,97.7)	92.5	(90.9,93.8)	96.2	(95.2,96.9)

[1] 包括小学、初中、高中、中专、职高等。
[2] 包括现在每日和偶尔(少于每日)吸烟者。
[3] 包括曾经和从未吸烟者。
[4] 仅报告25岁以上应答者的教育水平。

表 8-1 15 岁及以上人群过去 30 天内在不同媒介看到控烟信息的百分比例

媒介	总体		性别				年龄(岁)				居住地			
			男性		女性		15~24		≥ 25		城市		农村	
	百分率(95% *CI*)													
总体														
报纸或杂志	17.1	(15.4,18.9)	18.2	(16.3,20.3)	16.0	(14.2,17.8)	21.5	(17.6,25.9)	16.4	(14.8,18.2)	21.4	(18.9,24.2)	10.6	(9.0,12.6)
电视或广播	42.1	(39.9,44.3)	43.0	(40.6,45.4)	41.1	(38.7,43.6)	40.3	(35.4,45.4)	42.4	(40.3,44.5)	45.6	(42.7,48.5)	36.8	(33.3,40.4)
电视	40.6	(38.4,42.9)	41.6	(39.2,44.0)	39.7	(37.3,42.1)	39.6	(34.7,44.7)	40.8	(38.7,42.9)	44.1	(41.3,47.0)	35.4	(32.1,38.9)
广播	8.8	(7.7,10.1)	9.2	(8.0,10.5)	8.5	(7.3,9.9)	7.7	(6.0,9.9)	9.0	(7.9,10.3)	10.6	(9.1,12.4)	6.2	(4.8,7.9)
广告牌	32.2	(29.7,34.7)	33.8	(31.1,36.7)	30.4	(27.7,33.3)	40.3	(34.9,45.8)	30.8	(28.5,33.3)	38.9	(35.6,42.3)	22.1	(19.1,25.4)
宣传栏	34.4	(32.0,36.9)	36.6	(34.1,39.2)	32.2	(29.5,35.0)	40.7	(36.4,45.2)	33.4	(31.0,35.9)	42.4	(39.2,45.6)	22.6	(19.4,26.1)
海报或宣传印刷品	20.1	(18.1,22.3)	21.0	(18.7,23.5)	19.3	(17.2,21.5)	26.2	(22.2,30.6)	19.2	(17.2,21.3)	25.4	(22.5,28.6)	12.3	(9.9,15.1)
互联网	28.4	(26.5,30.5)	29.5	(27.2,31.9)	27.3	(25.2,29.6)	53.2	(48.7,57.6)	24.4	(22.6,26.3)	34.4	(31.7,37.4)	19.5	(17.1,22.0)
其他媒介	3.5	(2.9,4.2)	4.2	(3.3,5.3)	2.8	(2.2,3.4)	5.5	(4.0,7.5)	3.2	(2.6,3.8)	3.9	(3.1,5.0)	2.8	(2.1,3.8)
以上任何媒介	63.0	(60.6,65.3)	65.9	(63.3,68.3)	60.1	(57.4,62.7)	75.8	(71.2,79.9)	60.9	(58.5,63.3)	69.7	(66.9,72.3)	53.1	(49.1,57.0)
吸烟者[1]														
报纸或杂志	16.1	(14.1,18.4)	15.9	(14.0,18.1)	21.1	(13.1,32.1)	13.6	(8.2,21.9)	16.4	(14.3,18.7)	19.7	(16.6,23.3)	11.5	(9.3,14.3)
电视或广播	41.9	(39.2,44.7)	42.0	(39.2,44.8)	39.9	(31.3,49.1)	34.1	(23.4,46.7)	42.8	(40.1,45.5)	44.6	(41.0,48.3)	38.5	(34.1,43.0)
电视	41.0	(38.3,43.7)	41.0	(38.3,43.8)	39.4	(30.9,48.6)	33.2	(22.5,45.9)	41.8	(39.2,44.5)	43.6	(40.0,47.1)	37.6	(33.3,42.1)
广播	7.9	(6.6,9.3)	7.9	(6.6,9.4)	7.0	(4.4,11.1)	5.8	(3.2,10.4)	8.1	(6.8,9.6)	9.8	(7.9,12.2)	5.3	(4.0,7.0)
广告牌	32.7	(29.9,35.6)	33.0	(30.2,35.9)	24.8	(16.7,35.3)	43.2	(32.4,54.7)	31.5	(28.9,34.3)	37.9	(34.1,41.9)	25.8	(22.0,30.1)
宣传栏	34.3	(31.4,37.3)	34.6	(31.7,37.5)	27.0	(17.9,38.6)	39.0	(30.2,48.6)	33.8	(30.9,36.7)	42.4	(38.5,46.3)	23.8	(20.1,28.0)
海报或宣传印刷品	18.9	(16.5,21.5)	19.0	(16.6,21.6)	16.9	(11.7,23.8)	20.2	(13.1,29.8)	18.8	(16.5,21.3)	24.3	(20.9,28.1)	11.8	(9.4,14.9)
互联网	26.8	(24.3,29.5)	27.3	(24.7,30.0)	15.6	(10.1,23.2)	46.8	(38.0,55.8)	24.7	(22.3,27.2)	33.2	(29.5,37.3)	18.5	(15.4,22.0)
其他媒介	3.8	(2.9,5.0)	4.0	(3.0,5.2)	0.1	(0.0,0.7)	6.6	(3.0,13.7)	3.5	(2.7,4.6)	4.0	(2.8,5.8)	3.5	(2.4,5.1)
以上任何媒介	63.7	(60.9,66.5)	64.0	(61.2,66.7)	56.6	(46.5,66.1)	74.8	(64.0,83.2)	62.5	(59.7,65.3)	69.5	(66.0,72.8)	56.2	(51.4,60.9)

续表

媒介	总体		性别				年龄（岁）				居住地			
			男性		女性		15~24		≥ 25		城市		农村	
	百分率（95% *CI*）													
非吸烟者[2]														
报纸或杂志	17.4	（15.7，19.3）	20.5	（18.1，23.2）	15.8	（14.2，17.7）	23.3	（19.0，28.1）	16.4	（14.7，18.2）	22.0	（19.4，24.8）	10.3	（8.6，12.3）
电视或广播	42.1	（39.8，44.4）	44.0	（41.3，46.7）	41.1	（38.6，43.7）	41.7	（36.6，47.0）	42.2	（40.0，44.4）	46.0	（43.0，48.9）	36.1	（32.5，39.8）
电视	40.5	（38.3，42.8）	42.1	（39.4，44.9）	39.7	（37.2，42.2）	41.1	（36.0，46.4）	40.4	（38.2，42.6）	44.3	（41.4，47.2）	34.5	（31.1，38.2）
广播	9.2	（8.0，10.5）	10.4	（8.9，12.2）	8.5	（7.3，10.0）	8.1	（6.1，10.8）	9.4	（8.2，10.7）	10.9	（9.3，12.7）	6.5	（5.0，8.5）
广告牌	32.0	（29.3，34.7）	34.7	（31.4，38.2）	30.6	（27.9，33.4）	39.6	（34.0，45.4）	30.6	（28.1，33.2）	39.2	（35.8，42.8）	20.6	（17.5，24.0）
宣传栏	34.5	（31.9，37.1）	38.7	（35.7，41.7）	32.3	（29.6，35.1）	41.1	（36.4，46.0）	33.3	（30.7，35.9）	42.4	（39.0，45.9）	22.1	（18.8，25.7）
海报或宣传印刷品	20.6	（18.5，22.9）	23.1	（20.4，26.0）	19.3	（17.2，21.6）	27.6	（23.1，32.4）	19.3	（17.3，21.5）	25.8	（22.7，29.1）	12.4	（10.0，15.4）
互联网	29.0	（27.0，31.2）	31.8	（29.0，34.7）	27.6	（25.4，29.8）	54.7	（50.0，59.3）	24.3	（22.5，26.3）	34.9	（32.0，37.8）	19.9	（17.3，22.7）
其他媒介	3.4	（2.8，4.1）	4.4	（3.4，5.7）	2.8	（2.3，3.5）	5.2	（3.7，7.3）	3.0	（2.5，3.7）	3.9	（3.0，5.0）	2.5	（1.8，3.5）
以上任何媒介	62.8	（60.3，65.2）	67.7	（65.0，70.4）	60.2	（57.5，62.8）	76.0	（71.4，80.2）	60.3	（57.9，62.8）	69.7	（66.9，72.4）	51.8	（47.8，55.8）

[1] 包括现在每日和偶尔（少于每日）吸烟者。

[2] 包括曾经和从未吸烟者。

表 8-2 15 岁及以上人群过去 30 天内注意到烟盒包装警语的百分比例和现在吸烟者因为烟盒包装警语考虑戒烟的百分比例

人口学特征	注意到烟盒包装警语的非吸烟者[2]		吸烟者[1]			
			注意到烟盒包装警语[2]		注意到烟盒包装警语的人中因为烟盒包装警语考虑戒烟[2]	
	百分率(95% *CI*)					
总体	53.4	(50.9,55.9)	88.2	(86.2,90.0)	36.3	(33.5,39.2)
性别						
男性	59.2	(55.8,62.6)	88.9	(86.9,90.7)	36.2	(33.4,39.1)
女性	50.3	(47.7,52.9)	70.7	(61.9,78.1)	38.4	(27.7,50.4)
年龄 / 岁						
15~24	64.5	(59.5,69.2)	98.1	(93.6,99.5)	30.3	(22.2,39.9)
25~44	64.0	(60.2,67.6)	91.4	(88.3,93.8)	40.1	(36.2,44.1)
45~64	46.8	(44.0,49.7)	86.6	(84.2,88.8)	35.8	(32.6,39.1)
65+	28.7	(26.3,31.2)	74.8	(70.6,78.6)	29.3	(24.6,34.6)
居住地						
城市	56.3	(53.5,59.0)	92.2	(90.5,93.7)	32.6	(29.4,36.0)
农村	48.8	(44.4,53.1)	83.0	(79.1,86.4)	41.5	(37.1,46.1)
教育水平[3]						
小学及以下	32.4	(29.7,35.3)	75.1	(71.6,78.4)	33.7	(29.5,38.3)
初中	62.0	(58.0,65.9)	91.0	(87.9,93.3)	38.5	(34.4,42.9)
高中毕业	64.0	(60.1,67.8)	92.8	(90.0,94.9)	38.5	(33.4,43.7)
大专及以上	57.2	(53.5,60.9)	94.2	(89.7,96.8)	36.1	(30.1,42.5)
职业						
农民	43.1	(38.7,47.7)	80.2	(75.7,84.0)	40.7	(35.9,45.8)
政府 / 事业单位人员	56.0	(48.6,63.1)	93.9	(87.0,97.3)	32.1	(23.2,42.4)
企业、商业、服务业人员	64.3	(60.7,67.8)	94.2	(92.0,95.8)	35.2	(31.0,39.7)
教师	57.7	(49.7,65.4)	98.1	(91.9,99.6)	52.2	(34.8,69.2)
医务工作者	59.9	(51.0,68.2)	89.1	(65.6,97.2)	57.7	(38.4,75.0)
无业	51.0	(46.5,55.5)	83.8	(78.6,88.0)	37.4	(28.4,47.3)
其他	53.8	(50.7,56.7)	92.1	(89.6,94.0)	31.6	(27.1,36.4)
地区						
东部	52.4	(49.3,55.6)	91.2	(88.6,93.2)	29.1	(25.3,33.2)
中部	56.8	(52.8,60.7)	87.2	(83.8,90.0)	39.5	(34.4,44.9)
西部	51.4	(45.5,57.4)	85.8	(80.9,89.6)	42.1	(37.6,46.7)

1 包括现在每日和偶尔(少于每日)吸烟者。

2 过去 30 天内。

3 仅报告 25 岁以上应答者的教育水平。

表 8-3 15 岁及以上现在吸烟者在看到不同烟盒包装警示图片后考虑戒烟的百分比例

人口学特征	烟盒包装警示图片[1]											
	图片 1		图片 2		图片 3		图片 4		图片 5		合计[2]	
	百分率(95% *CI*)											
总体	58.2	(53.1,63.0)	61.9	(56.5,67.1)	54.9	(49.1,60.6)	49.3	(43.5,55.2)	55.8	(50.1,61.2)	56.1	(52.5,59.6)
性别												
男性	57.8	(52.6,62.8)	61.8	(56.2,67.1)	55.2	(49.3,61.0)	50.3	(44.3,56.3)	55.5	(49.9,61.1)	56.2	(52.6,59.8)
女性	66.9	(48.4,81.4)	64.1	(42.2,81.4)	45.2	(29.5,61.8)	37.6	(22.3,55.9)	62.6	(38.6,81.7)	52.9	(41.3,64.1)
年龄 / 岁												
15~24	72.5	(47.2,88.6)	-	-	-	-	54.8	(38.6,70.1)	-	-	59.3	(48.4,69.3)
25~44	61.5	(53.1,69.2)	67.8	(59.6,74.9)	64.2	(54.3,73.0)	49.4	(40.0,58.8)	56.1	(46.1,65.6)	60.1	(55.2,64.9)
45~64	54.4	(48.0,60.6)	58.7	(51.9,65.3)	50.1	(43.9,56.4)	52.0	(45.5,58.5)	59.4	(52.5,66.0)	54.8	(50.9,58.6)
65+	51.4	(40.4,62.2)	50.3	(39.8,60.8)	40.5	(32.4,49.1)	33.8	(24.5,44.6)	50.2	(40.5,59.9)	45.1	(39.2,51.2)
居住地												
城市	54.2	(48.1,60.1)	55.9	(49.2,62.5)	52.8	(45.2,60.3)	47.0	(38.6,55.5)	54.1	(46.7,61.3)	52.9	(48.3,57.5)
农村	66.2	(58.3,73.3)	71.1	(63.4,77.8)	58.4	(49.6,66.7)	52.6	(45.0,60.1)	58.8	(50.7,66.5)	61.4	(56.5,66.1)
教育水平[3]												
小学及以下	58.7	(50.2,66.7)	51.1	(42.7,59.4)	47.6	(38.9,56.4)	45.5	(36.6,54.6)	54.0	(45.2,62.6)	51.3	(46.5,56.1)
初中	55.9	(47.8,63.6)	70.9	(63.9,77.0)	56.5	(48.5,64.2)	50.2	(41.5,58.9)	59.9	(50.5,68.7)	58.7	(54.2,63.0)
高中毕业	56.8	(45.7,67.2)	53.4	(42.2,64.3)	63.8	(51.6,74.5)	51.8	(40.6,62.8)	55.1	(41.3,68.2)	56.7	(50.3,63.0)
大专及以上	58.6	(46.7,69.6)	69.6	(56.0,80.4)	42.7	(30.0,56.5)	47.5	(34.8,60.6)	56.3	(42.6,69.1)	55.4	(48.2,62.3)

续表

人口学特征	烟盒包装警示图片[1]											
	图片 1		图片 2		图片 3		图片 4		图片 5		合计[2]	
	百分率(95% *CI*)											
职业												
农民	63.6	(54.5,71.8)	67.8	(59.5,75.1)	57.1	(46.1,67.4)	54.6	(46.2,62.7)	60.2	(52.1,67.8)	60.8	(55.0,66.2)
政府 / 事业单位人员	-	-	-	-	65.4	(41.3,83.5)	66.1	(39.4,85.4)	-	-	62.4	(48.8,74.4)
企业、商业、服务业人员	61.4	(52.5,69.6)	58.5	(46.8,69.3)	54.9	(47.4,62.3)	46.5	(37.8,55.4)	51.3	(40.4,62.1)	54.7	(49.3,60.1)
教师	-	-	-	-	-	-	-	-	-	-	58.3	(41.2,73.6)
医务工作者	-	-	-	-	-	-	-	-	-	-	74.4	(56.7,86.5)
无业	46.4	(29.4,64.3)	59.4	(41.1,75.4)	59.4	(41.4,75.1)	53.1	(28.6,76.2)	62.2	(42.0,78.8)	56.7	(44.6,68.0)
其他	51.8	(43.5,60.1)	55.7	(47.4,63.7)	49.6	(41.1,58.1)	42.4	(32.4,53.1)	53.6	(43.9,63.1)	50.6	(46.1,55.1)
地区												
东部	57.1	(48.8,64.9)	52.3	(43.4,61.0)	51.9	(43.8,60.0)	43.4	(35.3,51.7)	55.1	(45.1,64.6)	52.0	(45.7,58.2)
中部	55.7	(47.7,63.5)	65.7	(57.3,73.2)	57.6	(49.0,65.8)	49.8	(40.4,59.2)	53.6	(44.3,62.6)	56.8	(51.6,61.8)
西部	62.1	(52.0,71.2)	70.6	(61.3,78.4)	56.4	(42.4,69.5)	57.5	(44.6,69.5)	59.2	(49.6,68.2)	61.3	(54.5,67.6)

注：安徽、福建、广西、贵州的所有监测点和新疆的 1 个监测点（共 30 个监测点）数据中，由于出示给调查对象的图片没有遵循随机原则，故此表不包括以上监测点数据。

[1] 系统从 5 幅图片中随机选取一张图片出示给调查对象。

[2] 看到任意一张图片回答会考虑戒烟的吸烟者。

[3] 仅报告 25 岁以上应答者的教育水平。

\- 未加权样本量小于 25，不显示结果。

表 8-4　15 岁及以上人群支持在烟盒上印刷不同烟盒警示图片的百分比例

人口学特征	烟盒包装警示图片[1]											
	图片 1		图片 2		图片 3		图片 4		图片 5		合计[2]	
	百分率(95% *CI*)											
总体	78.2	(75.2,80.9)	69.4	(66.0,72.6)	67.2	(64.4,70.0)	64.5	(61.4,67.5)	67.8	(65.0,70.5)	69.6	(67.4,71.6)
吸烟状态												
吸烟者[3]	69.4	(63.8,74.5)	66.3	(60.7,71.4)	62.3	(57.0,67.4)	63.7	(58.5,68.5)	64.0	(59.2,68.5)	65.2	(62.2,68.0)
非吸烟者[4]	81.3	(78.1,84.1)	70.6	(67.1,73.9)	69.1	(65.9,72.1)	64.8	(61.2,68.2)	69.1	(65.8,72.2)	71.1	(68.8,73.3)
性别												
男性	74.2	(70.0,78.0)	69.2	(65.1,73.0)	66.7	(62.6,70.6)	65.9	(62.0,69.6)	66.7	(63.0,70.2)	68.7	(66.0,71.2)
女性	82.5	(79.7,84.9)	69.7	(65.7,73.4)	67.8	(64.1,71.3)	63.2	(59.0,67.2)	69.0	(65.2,72.6)	70.5	(68.1,72.8)
年龄 / 岁												
15~24	77.7	(68.9,84.5)	71.2	(61.7,79.2)	61.0	(51.9,69.4)	60.5	(51.8,68.6)	66.2	(57.6,73.9)	67.9	(63.7,71.8)
25~44	80.3	(76.3,83.7)	73.0	(68.5,77.1)	70.8	(66.5,74.9)	69.0	(65.0,72.8)	70.2	(66.4,73.8)	72.8	(70.5,75.0)
45~64	77.6	(74.1,80.7)	69.1	(65.3,72.7)	68.5	(65.0,71.8)	64.0	(59.9,67.9)	67.4	(63.7,70.8)	69.3	(66.8,71.7)
65+	74.1	(69.5,78.3)	59.4	(53.6,65.0)	60.5	(54.7,66.0)	57.1	(51.3,62.7)	63.3	(58.6,67.8)	62.9	(59.2,66.4)
居住地												
城市	78.1	(74.8,81.0)	69.4	(65.2,73.3)	67.7	(64.1,71.1)	65.1	(60.9,69.2)	67.7	(64.2,71.0)	69.7	(67.1,72.2)
农村	78.3	(72.0,83.6)	69.5	(64.0,74.5)	66.3	(61.3,71.0)	63.4	(58.5,68.0)	68.1	(63.3,72.5)	69.2	(65.1,73.1)
教育水平[5]												
小学及以下	76.9	(73.0,80.3)	62.1	(57.0,66.9)	62.9	(58.3,67.3)	59.7	(55.2,64.1)	63.0	(58.5,67.2)	65.0	(61.8,68.1)
初中	77.3	(72.9,81.2)	70.8	(66.5,74.7)	72.1	(67.8,76.0)	67.7	(63.1,71.9)	71.6	(66.7,76.0)	72.0	(69.3,74.5)
高中毕业	80.9	(75.7,85.1)	73.0	(66.6,78.5)	72.8	(67.5,77.6)	66.3	(60.3,71.8)	70.1	(64.1,75.5)	72.6	(69.4,75.5)
大专及以上	80.1	(73.7,85.2)	75.5	(69.3,80.7)	64.7	(57.8,71.1)	67.7	(60.9,73.8)	68.1	(61.5,74.1)	71.2	(67.3,74.8)

续表

人口学特征	烟盒包装警示图片[1]											
	图片 1		图片 2		图片 3		图片 4		图片 5		合计[2]	
	百分率(95% *CI*)											
职业												
农民	77.2	(71.4,82.1)	67.0	(60.5,72.9)	69.7	(64.9,74.1)	63.5	(57.4,69.2)	66.5	(60.5,72.0)	68.8	(64.5,72.8)
政府/事业单位人员	74.4	(60.2,84.9)	65.6	(51.6,77.3)	58.4	(44.7,70.9)	68.9	(54.1,80.6)	71.0	(58.4,81.1)	67.8	(61.7,73.2)
企业、商业、服务业人员	79.6	(74.5,83.9)	72.2	(65.7,77.8)	70.0	(65.3,74.3)	68.1	(63.4,72.6)	71.6	(67.5,75.5)	72.4	(70.0,74.8)
教师	85.1	(67.4,94.1)	87.1	(73.4,94.3)	70.8	(54.4,83.1)	63.5	(47.2,77.2)	85.2	(72.7,92.6)	77.1	(70.0,83.0)
医务工作者	81.2	(60.4,92.5)	79.2	(60.8,90.3)	61.4	(42.7,77.3)	67.7	(47.9,82.7)	84.0	(64.9,93.7)	74.4	(65.2,81.8)
无业	82.9	(76.5,87.9)	65.3	(56.8,72.8)	63.6	(56.5,70.2)	69.3	(62.1,75.7)	66.8	(59.7,73.2)	69.9	(65.7,73.9)
其他	76.6	(72.2,80.5)	69.5	(64.4,74.1)	65.1	(60.4,69.5)	59.9	(55.0,64.6)	63.6	(59.1,68.0)	67.2	(64.4,70.0)
地区												
东部	80.6	(76.8,83.9)	68.4	(63.1,73.3)	67.0	(62.6,71.2)	67.4	(63.0,71.4)	70.6	(66.9,74.0)	70.9	(67.9,73.7)
中部	77.4	(71.8,82.2)	71.7	(67.0,76.1)	65.4	(60.4,70.0)	60.3	(54.1,66.2)	64.3	(58.7,69.4)	68.0	(63.9,71.8)
西部	75.1	(67.6,81.3)	68.7	(60.5,75.8)	69.6	(63.5,75.1)	64.4	(58.3,70.0)	67.1	(60.8,72.8)	69.1	(64.0,73.7)

注:安徽、福建、广西、贵州的所有监测点和新疆的 1 个监测点(共 30 个监测点)数据中,由于出示给调查对象的图片没有遵循随机原则,故此表不包括以上监测点数据。

[1] 系统从 5 幅图片中随机选取一张图片出示给调查对象。

[2] 看到任意一张图片回答支持的人群。

[3] 包括现在每日和偶尔(少于每日)吸烟者

[4] 包括曾经吸烟者和从未吸烟者。

[5] 仅报告 25 岁以上应答者的教育水平。

表 9-1　15 岁及以上人群过去 30 天内在各类场所看到卷烟广告和促销信息的百分比例

场所	总体		性别				年龄 / 岁				居住地			
			男性		女性		15~24		≥25		城市		农村	
	百分率(95% *CI*)													
看到卷烟广告														
销售卷烟的商店	4.3	(3.7,5.0)	5.5	(4.4,6.8)	3.1	(2.6,3.8)	8.3	(6.1,11.2)	3.6	(3.2,4.2)	5.1	(4.3,6.1)	3.1	(2.2,4.2)
电视	2.8	(2.3,3.4)	3.3	(2.6,4.2)	2.2	(1.8,2.8)	3.8	(2.3,6.1)	2.6	(2.2,3.1)	2.9	(2.3,3.6)	2.6	(1.8,3.8)
广播	0.7	(0.5,1.0)	0.7	(0.5,1.0)	0.7	(0.4,1.0)	1.3	(0.6,2.6)	0.6	(0.4,0.8)	0.8	(0.6,1.1)	0.6	(0.2,1.2)
广告牌	1.9	(1.5,2.4)	2.5	(1.9,3.2)	1.3	(1.0,1.7)	3.3	(2.1,5.1)	1.7	(1.3,2.1)	2.1	(1.6,2.7)	1.6	(1.0,2.5)
海报或宣传印刷品	1.2	(1.0,1.6)	1.5	(1.1,2.0)	1.0	(0.7,1.4)	1.9	(1.1,3.4)	1.1	(0.9,1.4)	1.4	(1.1,1.9)	0.9	(0.5,1.6)
报纸或杂志	0.9	(0.7,1.1)	0.9	(0.6,1.3)	0.8	(0.5,1.2)	1.7	(0.8,3.4)	0.7	(0.6,0.9)	1.0	(0.7,1.3)	0.7	(0.4,1.2)
电影院	0.6	(0.4,0.8)	0.6	(0.4,0.9)	0.5	(0.3,0.9)	1.5	(0.7,3.1)	0.4	(0.3,0.6)	0.7	(0.5,1.0)	0.4	(0.1,0.8)
互联网	3.7	(3.1,4.4)	4.6	(3.7,5.7)	2.8	(2.3,3.5)	9.1	(6.8,12.0)	2.8	(2.3,3.5)	4.2	(3.4,5.1)	2.9	(2.1,4.2)
公共交通工具或站台	1.9	(1.5,2.3)	2.3	(1.8,2.9)	1.5	(1.1,2.0)	2.7	(1.5,4.6)	1.8	(1.4,2.2)	2.0	(1.6,2.6)	1.7	(1.1,2.5)
公共场所墙体广告	2.2	(1.7,2.7)	2.7	(2.1,3.5)	1.6	(1.1,2.2)	4.6	(3.0,6.9)	1.8	(1.4,2.2)	2.4	(1.8,3.0)	1.8	(1.2,2.7)
其他场所	0.2	(0.1,0.4)	0.4	(0.2,0.7)	0.0	(0.0,0.1)	0.2	(0.1,0.9)	0.2	(0.1,0.4)	0.2	(0.1,0.5)	0.2	(0.1,0.5)
任何场所广告	10.7	(9.5,12.0)	12.8	(11.0,14.7)	8.6	(7.6,9.8)	19.4	(15.9,23.6)	9.3	(8.2,10.5)	11.8	(10.3,13.4)	9.2	(7.3,11.4)
看到卷烟商业赞助的体育活动或赛事	0.7	(0.5,1.0)	0.8	(0.6,1.1)	0.6	(0.4,1.0)	0.8	(0.4,1.8)	0.7	(0.5,0.9)	0.9	(0.7,1.2)	0.5	(0.2,0.9)
看到社区内的卷烟商业宣传或现场活动	0.6	(0.3,0.9)	0.6	(0.4,1.2)	0.5	(0.3,0.8)	0.9	(0.4,2.1)	0.5	(0.3,0.8)	0.6	(0.4,1.1)	0.4	(0.2,1.1)

续表

场所	总体		性别				年龄/岁				居住地			
			男性		女性		15~24		≥25		城市		农村	
	百分率(95% *CI*)													
看到卷烟促销信息														
免费卷烟样品	0.7	(0.5,0.9)	1.0	(0.7,1.6)	0.3	(0.2,0.5)	1.1	(0.4,2.8)	0.6	(0.4,0.9)	0.9	(0.6,1.3)	0.4	(0.2,0.7)
卷烟价格折扣	4.1	(3.2,5.3)	6.0	(4.6,7.9)	2.1	(1.5,2.9)	5.0	(2.8,8.9)	3.9	(3.1,5.1)	3.9	(2.9,5.4)	4.3	(2.7,6.7)
卷烟优惠券	0.3	(0.2,0.6)	0.4	(0.2,0.7)	0.3	(0.2,0.5)	0.5	(0.2,1.8)	0.3	(0.2,0.5)	0.4	(0.2,0.8)	0.2	(0.1,0.4)
免费礼品或其他优惠	3.3	(2.6,4.2)	4.4	(3.4,5.8)	2.2	(1.7,2.8)	2.3	(1.4,3.9)	3.5	(2.7,4.5)	3.5	(2.6,4.9)	3.0	(2.3,4.0)
印有卷烟品牌名称或标志的衣服或其他物品	0.8	(0.6,1.0)	0.9	(0.6,1.2)	0.7	(0.5,1.0)	1.3	(0.7,2.4)	0.7	(0.5,0.9)	1.0	(0.7,1.3)	0.6	(0.4,0.9)
信件形式的促销活动	0.1	(0.1,0.2)	0.1	(0.1,0.3)	0.1	(0.1,0.3)	0.3	(0.1,0.8)	0.1	(0.1,0.2)	0.1	(0.1,0.2)	0.2	(0.1,0.4)
按支销售的卷烟	2.3	(1.8,3.0)	3.2	(2.4,4.2)	1.4	(1.0,2.0)	6.3	(4.1,9.4)	1.7	(1.3,2.2)	2.3	(1.6,3.3)	2.3	(1.6,3.1)
看到任何卷烟广告,赞助或促销信息	18.1	(16.5,19.9)	22.9	(20.5,25.5)	13.2	(11.9,14.7)	28.5	(24.0,33.5)	16.5	(14.9,18.2)	19.1	(17.1,21.2)	16.8	(14.1,19.8)

表 9-2　15 岁及以上看到卷烟广告的人群中各场所 / 媒介所占的百分比例

场所 / 媒介	总体		性别				年龄 / 岁				居住地			
			男		女		15~24		≥25		城市		农村	
	百分率 (95% CI)													
看到卷烟广告														
销售卷烟的商店	43.3	(38.6,48.1)	45.1	(38.7,51.8)	40.3	(34.5,46.4)	46.6	(37.3,56.2)	42.2	(37.3,47.2)	46.0	(40.4,51.7)	37.8	(30.8,45.3)
电视	28.6	(24.5,33.0)	27.8	(23.1,33.0)	29.9	(24.5,35.9)	23.2	(14.8,34.3)	30.3	(26.4,34.4)	26.5	(22.6,30.9)	32.7	(24.0,42.7)
广播	12.5	(9.1,16.9)	10.4	(7.2,14.7)	16.1	(10.7,23.3)	12.3	(5.6,24.8)	12.6	(9.3,16.7)	12.0	(8.9,15.9)	13.7	(6.3,27.2)
广告牌	20.9	(17.6,24.8)	22.4	(18.3,27.2)	18.6	(14.7,23.2)	18.9	(12.3,27.9)	21.7	(18.2,25.6)	20.1	(16.5,24.3)	22.8	(16.0,31.3)
海报或宣传印刷品	15.0	(12.0,18.5)	15.0	(11.6,19.3)	14.9	(11.0,20.0)	13.0	(7.5,21.7)	15.7	(12.7,19.1)	15.1	(11.9,18.8)	14.9	(9.0,23.5)
报纸或杂志	14.9	(11.5,19.0)	13.2	(9.8,17.5)	17.4	(12.0,24.7)	16.7	(8.4,30.5)	14.3	(11.4,17.7)	14.4	(11.0,18.6)	16.0	(9.3,26.2)
电影院	9.9	(7.1,13.6)	9.0	(5.9,13.5)	11.2	(6.9,17.6)	10.9	(5.6,20.3)	9.4	(6.8,12.7)	9.9	(7.1,13.8)	9.7	(4.0,22.0)
互联网	42.3	(37.0,47.8)	43.6	(36.9,50.5)	40.3	(34.1,46.9)	49.1	(38.8,59.4)	39.5	(34.1,45.1)	41.2	(35.1,47.6)	44.9	(35.1,55.2)
公共交通工具或站台	20.0	(16.8,23.6)	20.4	(16.4,25.0)	19.4	(15.2,24.4)	15.1	(8.8,24.7)	21.7	(18.3,25.5)	19.1	(15.6,23.1)	21.8	(15.9,29.3)
公共场所墙体广告	22.0	(18.6,25.9)	22.9	(18.6,27.8)	20.7	(15.6,27.0)	24.8	(17.5,33.8)	21.1	(17.5,25.1)	21.5	(17.6,26.0)	23.1	(17.0,30.5)
其他场所	2.1	(1.2,3.7)	3.2	(1.7,5.8)	0.5	(0.2,1.5)	1.1	(0.3,4.6)	2.4	(1.3,4.5)	1.9	(0.9,4.0)	2.4	(1.1,5.4)

表 9-3　15 岁及以上人群过去 30 天内在电视、录像、视频或者电影中看到有人吸烟（吸烟镜头）的百分比例

人口学特征	在电视、录像、视频或者电影中看到有人吸烟[1]	
	百分率（95% *CI*）	
总体	61.1	(59.0, 63.2)
吸烟状态		
吸烟者[2]	68.2	(65.6, 70.7)
非吸烟者[3]	58.5	(56.4, 60.7)
性别		
男性	65.9	(63.4, 68.2)
女性	56.2	(53.8, 58.6)
年龄 / 岁		
15~24	68.3	(64.0, 72.4)
25~44	67.9	(65.4, 70.4)
45~64	56.2	(53.6, 58.8)
65+	46.3	(43.4, 49.2)
居住地		
城市	65.9	(63.4, 68.4)
农村	53.8	(50.9, 56.7)
教育水平[4]		
小学及以下	48.1	(45.2, 51.0)
初中	62.2	(59.5, 64.7)
高中毕业	65.1	(61.7, 68.4)
大专及以上	72.3	(68.9, 75.5)
职业		
农民	54.3	(50.8, 57.7)
政府 / 事业单位人员	72.1	(66.7, 77.0)
企业、商业、服务业人员	67.7	(64.8, 70.4)
教师	64.3	(57.2, 70.9)
医务工作者	68.6	(61.0, 75.4)
无业	56.4	(52.0, 60.8)
其他	61.6	(58.5, 64.5)
地区		
东部	60.0	(57.1, 62.9)
中部	62.1	(57.8, 66.2)
西部	61.8	(57.6, 65.8)

[1] 过去 30 天内。
[2] 包括每日和偶尔（少于每日）吸烟者。
[3] 包括曾经和从未吸烟者。
[4] 仅报告 25 岁以上应答者的教育水平。

表 10-1 15 岁及以上人群认为吸烟会导致严重疾病、中风、心脏病、肺癌以及阴茎勃起障碍的百分比例

人口学特征	人群中认为吸烟会导致……													
	严重疾病		中风		心脏病		肺癌		阳痿		中风、心脏病和肺癌[1]		中风、心脏病、肺癌和阳痿[2]	
	百分率(95% *CI*)													
总体	86.0	(84.6,87.3)	41.4	(39.3,43.5)	50.8	(48.7,52.9)	82.8	(81.1,84.4)	26.0	(24.0,28.1)	36.4	(34.3,38.5)	20.1	(18.4,21.9)
吸烟状态														
吸烟者[3]	81.4	(79.4,83.2)	36.9	(34.2,39.7)	45.4	(42.6,48.2)	78.0	(75.6,80.1)	25.4	(23.0,28.0)	32.2	(29.5,35.0)	19.0	(16.9,21.4)
非吸烟者[4]	87.7	(86.1,89.1)	43.0	(40.9,45.1)	52.8	(50.7,54.9)	84.5	(82.8,86.1)	26.2	(24.1,28.4)	37.9	(35.9,40.0)	20.5	(18.7,22.4)
性别														
男性	85.5	(84.1,86.9)	41.0	(38.6,43.4)	50.6	(48.2,53.0)	82.8	(81.1,84.4)	28.0	(25.7,30.4)	36.3	(33.8,38.8)	21.4	(19.4,23.6)
女性	86.5	(84.8,88.1)	41.8	(39.5,44.1)	51.1	(48.8,53.3)	82.8	(80.9,84.6)	24.0	(21.8,26.3)	36.5	(34.3,38.8)	18.7	(16.9,20.6)
年龄 / 岁														
15~24	93.7	(90.9,95.7)	41.4	(36.9,46.0)	54.2	(49.9,58.4)	93.2	(89.8,95.5)	29.2	(25.4,33.2)	35.4	(31.0,40.2)	21.8	(18.3,25.6)
25~44	90.7	(89.1,92.0)	46.2	(43.7,48.7)	55.7	(53.4,58.0)	89.2	(87.4,90.7)	32.3	(29.8,35.0)	41.4	(39.0,43.9)	24.8	(22.5,27.2)
45~64	82.7	(81.0,84.3)	38.9	(36.6,41.1)	47.7	(45.4,50.0)	77.8	(75.8,79.6)	22.3	(20.2,24.5)	34.1	(31.9,36.3)	17.6	(15.8,19.6)
65+	73.8	(70.8,76.5)	34.5	(31.8,37.3)	41.8	(38.7,45.0)	67.4	(64.4,70.3)	14.8	(13.0,16.9)	29.4	(26.8,32.1)	11.7	(10.1,13.5)
居住地														
城市	89.0	(87.5,90.3)	45.3	(42.6,48.0)	54.6	(52.0,57.2)	86.8	(85.1,88.3)	30.0	(27.4,32.8)	40.4	(37.6,43.3)	23.6	(21.2,26.1)
农村	81.6	(79.0,83.9)	35.6	(32.6,38.7)	45.2	(42.0,48.5)	76.9	(73.7,79.8)	20.1	(17.6,22.8)	30.4	(27.6,33.4)	14.9	(12.8,17.4)
教育水平[5]														
小学及以下	74.5	(72.0,76.9)	31.0	(28.4,33.7)	38.6	(35.7,41.6)	65.7	(63.0,68.2)	15.4	(13.4,17.5)	26.0	(23.6,28.7)	11.1	(9.6,12.9)
初中	87.0	(85.3,88.6)	40.5	(38.2,42.9)	49.2	(46.7,51.7)	85.0	(83.1,86.7)	24.0	(21.7,26.5)	35.2	(32.9,37.4)	18.2	(16.3,20.4)
高中毕业	91.6	(90.0,93.1)	46.5	(43.5,49.6)	57.9	(54.8,61.0)	89.7	(88.1,91.1)	30.5	(27.4,33.9)	42.4	(39.2,45.6)	23.8	(20.9,27.1)
大专及以上	93.3	(91.7,94.6)	58.0	(54.8,61.0)	67.4	(64.6,70.2)	94.8	(93.6,95.7)	43.0	(39.8,46.2)	53.8	(50.7,56.9)	35.8	(32.8,38.9)

续表

人口学特征	人群中认为吸烟会导致……													
	严重疾病		中风		心脏病		肺癌		阳痿		中风、心脏病和肺癌[1]		中风、心脏病、肺癌和阳痿[2]	
	百分率(95% *CI*)													
职业														
农民	78.7	(75.8,81.3)	34.6	(31.3,38.2)	42.6	(38.9,46.3)	72.5	(68.9,75.9)	17.5	(14.9,20.5)	29.9	(26.7,33.3)	12.8	(10.7,15.2)
政府/事业单位人员	91.1	(86.8,94.0)	54.8	(49.3,60.1)	63.3	(58.0,68.3)	91.3	(87.6,94.0)	39.0	(33.2,45.1)	50.9	(45.3,56.4)	32.1	(26.7,38.0)
企业、商业、服务业人员	91.6	(90.1,92.9)	45.9	(43.0,48.8)	55.3	(52.7,57.9)	90.4	(89.0,91.7)	32.4	(29.5,35.4)	40.5	(37.7,43.3)	25.1	(22.6,27.9)
教师	94.7	(90.4,97.1)	54.3	(46.4,62.0)	63.7	(55.6,71.1)	96.8	(94.7,98.1)	44.2	(36.2,52.6)	48.5	(41.4,55.7)	31.5	(24.9,38.9)
医务工作者	98.0	(96.3,99.0)	83.6	(77.3,88.4)	85.8	(79.1,90.6)	99.1	(96.9,99.7)	66.3	(56.9,74.6)	78.4	(71.1,84.3)	63.4	(54.0,71.9)
无业	83.4	(79.9,86.4)	34.4	(30.5,38.5)	46.8	(42.3,51.2)	78.1	(74.3,81.4)	21.4	(18.2,25.0)	30.1	(26.3,34.1)	15.9	(13.2,19.0)
其他	87.6	(85.6,89.4)	41.7	(38.7,44.9)	52.2	(48.9,55.5)	85.2	(82.7,87.4)	25.3	(22.7,28.1)	36.6	(33.4,39.9)	19.7	(17.3,22.5)
地区														
东部	87.0	(84.7,89.0)	40.1	(37.1,43.2)	49.6	(46.5,52.7)	82.0	(79.0,84.7)	26.6	(23.5,30.1)	35.6	(32.7,38.6)	20.6	(18.0,23.5)
中部	87.1	(84.2,89.5)	42.2	(38.4,46.0)	51.6	(47.7,55.4)	83.9	(81.2,86.4)	25.3	(21.5,29.5)	36.8	(32.9,40.9)	19.7	(16.1,23.9)
西部	83.7	(80.9,86.2)	42.3	(38.3,46.5)	51.8	(47.7,55.9)	82.8	(79.6,85.6)	25.9	(22.9,29.1)	37.2	(33.0,41.5)	19.7	(17.3,22.3)

[1] 认为吸烟会导致三种疾病的人群。
[2] 认为吸烟会导致四种疾病的人群。
[3] 包括每日和偶尔(少于每日)吸烟者。
[4] 包括曾经和从未吸烟者。
[5] 仅报告25岁以上应答者的教育水平。

表 10-2 15 岁及以上人群认为吸入他人二手烟会导致严重疾病、成人心脏病、成人肺癌以及儿童肺部疾病的百分比例

人口学特征	人群中认为吸入他人二手烟会导致……									
	严重疾病		成人心脏病		成人肺癌		儿童肺部疾病		成人心脏病、成人肺癌和儿童肺部疾病[1]	
	百分率(95% *CI*)									
总体	71.4	(69.5,73.2)	39.7	(37.8,41.7)	65.8	(63.7,67.8)	66.7	(64.3,69.0)	36.1	(34.2,38.0)
吸烟状态										
吸烟者[2]	66.4	(63.9,68.8)	36.5	(34.0,39.1)	60.2	(57.6,62.8)	61.9	(58.9,64.9)	32.8	(30.4,35.3)
非吸烟者[3]	73.2	(71.3,75.1)	40.8	(38.9,42.8)	67.9	(65.7,70.0)	68.5	(66.0,70.8)	37.3	(35.3,39.3)
性别										
男性	70.8	(68.7,72.9)	40.1	(37.8,42.5)	65.7	(63.5,67.9)	66.1	(63.6,68.5)	36.5	(34.2,38.8)
女性	72.0	(69.9,74.0)	39.3	(37.3,41.3)	65.9	(63.6,68.1)	67.4	(64.8,69.9)	35.8	(33.8,37.8)
年龄 / 岁										
15~24	83.3	(79.0,86.8)	45.4	(41.3,49.6)	79.1	(75.0,82.7)	78.2	(73.9,82.0)	42.4	(38.4,46.5)
25~44	82.2	(80.3,84.0)	46.2	(43.6,48.8)	76.7	(74.6,78.6)	78.9	(76.5,81.2)	43.3	(40.8,45.8)
45~64	63.6	(61.1,65.9)	35.4	(33.3,37.5)	57.3	(54.7,59.8)	58.5	(55.7,61.3)	31.2	(29.1,33.3)
65+	49.4	(46.3,52.5)	26.8	(24.5,29.2)	43.9	(40.8,47.1)	42.1	(38.9,45.3)	22.5	(20.3,24.8)
居住地										
城市	78.3	(76.4,80.1)	44.9	(42.3,47.4)	72.8	(70.7,74.8)	74.1	(71.8,76.2)	41.7	(39.2,44.2)
农村	61.1	(58.1,63.9)	32.0	(29.5,34.6)	55.4	(51.9,58.9)	55.8	(51.8,59.6)	27.8	(25.6,30.3)
教育水平[4]										
小学及以下	48.1	(45.6,50.6)	24.6	(22.5,26.9)	41.0	(38.4,43.7)	42.4	(39.2,45.6)	20.1	(18.3,22.1)
初中	74.3	(72.1,76.4)	39.2	(36.9,41.5)	66.7	(64.3,69.0)	67.9	(65.4,70.3)	35.0	(32.9,37.3)
高中毕业	81.2	(79.1,83.2)	46.8	(43.3,50.2)	77.6	(75.4,79.7)	78.4	(75.7,81.0)	43.6	(40.1,47.1)

续表

人口学特征	人群中认为吸入他人二手烟会导致……									
	严重疾病		成人心脏病		成人肺癌		儿童肺部疾病		成人心脏病、成人肺癌和儿童肺部疾病[1]	
	百分率(95% *CI*)									
大专及以上	89.7	(87.9,91.3)	57.3	(54.2,60.3)	87.4	(85.6,89.1)	88.8	(87.1,90.4)	55.6	(52.6,58.6)
职业										
农民	55.7	(52.8,58.6)	28.9	(26.0,31.9)	50.1	(46.2,54.0)	49.9	(45.8,53.9)	24.7	(22.1,27.5)
政府 / 事业单位人员	84.2	(79.8,87.8)	53.1	(48.2,58.0)	84.5	(79.3,88.6)	84.8	(80.0,88.6)	51.2	(46.4,56.1)
企业、商业、服务业人员	81.7	(79.3,83.8)	45.3	(42.4,48.2)	76.4	(73.9,78.8)	78.8	(76.5,80.9)	41.9	(39.2,44.7)
教师	91.4	(88.0,93.9)	51.2	(44.6,57.8)	87.0	(81.7,90.9)	89.7	(85.6,92.8)	50.2	(43.9,56.6)
医务工作者	93.1	(87.1,96.4)	76.2	(67.9,82.9)	95.6	(91.8,97.7)	95.5	(91.2,97.8)	74.7	(66.4,81.6)
无业	69.6	(65.7,73.3)	36.8	(33.0,40.9)	58.6	(54.8,62.4)	62.7	(57.9,67.3)	32.5	(28.7,36.6)
其他	74.7	(72.0,77.3)	42.3	(39.4,45.3)	69.4	(66.2,72.3)	69.1	(65.8,72.3)	39.0	(36.0,42.0)
地区										
东部	73.0	(70.0,75.9)	39.4	(36.4,42.4)	66.2	(62.8,69.5)	66.6	(62.6,70.4)	36.2	(33.3,39.1)
中部	71.7	(68.3,74.9)	41.4	(37.4,45.6)	66.0	(62.6,69.2)	67.0	(63.3,70.4)	37.0	(33.1,41.2)
西部	68.9	(64.8,72.7)	38.5	(35.1,42.0)	65.1	(60.6,69.4)	66.7	(61.8,71.2)	35.2	(31.9,38.6)

1 认为吸烟会导致三种疾病的人群。
2 包括现在每日和偶尔(少于每日)吸烟者。
3 包括曾经和从未吸烟者。
4 仅报告 25 岁以上应答者的教育水平。

表 10-3　15 岁及以上人群对于低焦油卷烟危害认知的百分构成

人口学特征	人群中认为相比普通卷烟，低焦油卷烟……								合计
	危害小		危害差不多		危害大		不知道		
	百分率（95% *CI*）								
总体	29.0	(26.7, 31.4)	18.1	(16.4, 19.8)	5.4	(4.5, 6.3)	47.6	(45.0, 50.2)	100
吸烟状态									
吸烟者[1]	43.4	(40.4, 46.4)	19.9	(17.6, 22.4)	5.0	(3.9, 6.4)	31.7	(28.8, 34.8)	100
非吸烟者[2]	23.8	(21.3, 26.4)	17.4	(15.7, 19.3)	5.5	(4.6, 6.5)	53.3	(50.5, 56.1)	100
性别									
男性	36.8	(34.1, 39.5)	20.4	(18.4, 22.5)	5.5	(4.5, 6.6)	37.3	(34.6, 40.2)	100
女性	21.0	(18.6, 23.5)	15.7	(14.0, 17.5)	5.3	(4.4, 6.3)	58.1	(55.2, 60.9)	100
年龄 / 岁									
15~24	31.4	(26.8, 36.3)	22.2	(18.6, 26.3)	6.4	(4.4, 9.3)	40.0	(35.4, 44.9)	100
25~44	32.7	(29.9, 35.7)	21.8	(19.7, 24.0)	5.4	(4.4, 6.6)	40.1	(37.1, 43.1)	100
45~64	27.7	(25.2, 30.3)	15.6	(13.8, 17.5)	5.2	(4.3, 6.3)	51.6	(48.6, 54.5)	100
65+	19.5	(17.2, 22.2)	10.0	(8.3, 12.0)	4.6	(3.5, 6.1)	65.8	(62.5, 69.0)	100
居住地									
城市	30.2	(27.1, 33.5)	22.1	(19.9, 24.5)	5.0	(4.0, 6.2)	42.7	(39.7, 45.8)	100
农村	27.2	(23.8, 30.9)	12.1	(10.2, 14.2)	5.9	(4.5, 7.6)	54.8	(50.7, 58.9)	100
教育水平[3]									
小学及以下	19.5	(17.4, 21.8)	9.0	(7.6, 10.6)	5.6	(4.5, 6.9)	66.0	(62.8, 69.0)	100
初中	30.8	(28.0, 33.9)	17.1	(15.1, 19.3)	5.3	(4.3, 6.4)	46.8	(43.6, 50.0)	100
高中毕业	35.2	(31.9, 38.7)	23.4	(20.6, 26.5)	4.8	(3.6, 6.3)	36.5	(33.3, 40.0)	100
大专及以上	35.2	(30.8, 39.8)	28.6	(25.3, 32.1)	4.8	(3.4, 6.6)	31.5	(28.7, 34.5)	100
职业									
农民	25.1	(21.5, 29.2)	11.0	(9.1, 13.2)	6.1	(4.8, 7.7)	57.8	(53.6, 61.9)	100
政府 / 事业单位人员	35.6	(29.3, 42.4)	27.1	(22.2, 32.6)	3.8	(2.3, 6.4)	33.5	(27.9, 39.6)	100
企业、商业、服务业人员	35.5	(32.3, 38.8)	22.7	(20.3, 25.4)	4.9	(3.8, 6.4)	36.9	(33.9, 39.9)	100
教师	31.3	(24.7, 38.7)	25.3	(19.6, 31.9)	6.7	(4.1, 10.8)	36.7	(29.8, 44.3)	100
医务工作者	39.0	(31.6, 47.0)	31.6	(23.4, 41.1)	7.8	(4.3, 13.8)	21.6	(15.5, 29.4)	100
无业	22.3	(18.8, 26.3)	14.0	(11.4, 17.2)	5.2	(3.8, 7.1)	58.4	(53.7, 63.0)	100
其他	28.0	(25.2, 31.0)	20.2	(17.7, 22.9)	4.9	(3.7, 6.3)	46.9	(43.6, 50.4)	100
地区									
东部	29.2	(25.3, 33.5)	21.2	(18.3, 24.3)	3.4	(2.6, 4.4)	46.2	(42.0, 50.5)	100
中部	26.3	(22.9, 30.0)	15.7	(13.3, 18.4)	6.8	(5.0, 9.2)	51.2	(47.0, 55.4)	100
西部	31.2	(26.8, 35.8)	16.1	(13.4, 19.3)	6.7	(5.2, 8.6)	46.0	(41.0, 51.1)	100

[1] 包括现在每日和偶尔（少于每日）吸烟者。

[2] 包括曾经和从未吸烟者。

[3] 仅报告 25 岁以上应答者的教育水平。

表 11-1　15 岁及以上使用机制卷烟的现在吸烟者最近一次购买机制卷烟来源的百分构成

购买来源	总体		性别				年龄 / 岁				居住地				地区					
			男性		女性		15~24		≥25		城市		农村		东部		中部		西部	
	百分率(95% *CI*)																			
户外杂货亭 / 加油站 / 便利店	33.4	(27.9, 39.3)	33.6	(28.1, 39.6)	25.3	(15.4, 38.7)	43.5	(31.0, 56.8)	32.2	(26.8, 38.2)	31.0	(24.3, 38.7)	36.5	(28.4, 45.4)	31.5	(23.0, 41.6)	27.2	(19.3, 36.9)	41.1	(30.6, 52.4)
免税商店	0.4	(0.2, 0.8)	0.4	(0.2, 0.8)	0.0	N/A	1.0	(0.1, 6.8)	0.3	(0.1, 0.6)	0.5	(0.2, 1.1)	0.2	(0.0, 1.0)	0.5	(0.2, 1.3)	0.4	(0.1, 2.2)	0.1	(0.0, 0.5)
酒吧 / 娱乐场所	0.1	(0.0, 0.6)	0.1	(0.0, 0.6)	0.0	N/A	0.3	(0.0, 2.5)	0.1	(0.0, 0.7)	0.2	(0.0, 1.0)	0.0	N/A	0.0	N/A	0.4	(0.1, 1.9)	0.0	N/A
烟草专营店 / 烟酒专营店	8.2	(6.4, 10.4)	8.0	(6.2, 10.3)	12.3	(6.1, 23.1)	6.7	(3.0, 14.4)	8.3	(6.6, 10.5)	11.2	(8.5, 14.7)	4.0	(2.4, 6.6)	12.7	(9.0, 17.7)	5.0	(3.4, 7.3)	5.7	(3.6, 9.0)
网上购物	0.1	(0.0, 0.3)	0.0	(0.0, 0.3)	0.7	(0.1, 5.0)	0.2	(0.0, 1.7)	0.0	(0.0, 0.3)	0.1	(0.0, 0.5)	0.0	N/A	0.2	(0.0, 0.7)	0.0	N/A	0.0	N/A
旅馆	0.0	N/A	0.0	N/A	0.0	N/A	0.0	N/A	0.0	N/A	0.0	N/A	0.0	N/A	0.0	N/A	0.0	N/A	0.0	N/A
商店 / 超市	55.3	(49.6, 60.9)	55.1	(49.4, 60.7)	61.7	(48.7, 73.2)	46.4	(34.6, 58.5)	56.3	(50.7, 61.9)	54.3	(47.2, 61.1)	56.8	(48.1, 65.1)	52.9	(43.6, 62.0)	64.4	(55.4, 72.5)	50.0	(39.5, 60.4)
街边小贩	2.3	(1.3, 4.2)	2.4	(1.3, 4.3)	0.0	N/A	1.9	(0.4, 9.3)	2.4	(1.3, 4.2)	2.4	(1.0, 5.2)	2.3	(0.9, 5.4)	2.0	(0.7, 5.4)	2.3	(0.7, 7.0)	2.7	(1.0, 7.3)
自动售货机	0.0	N/A	0.0	N/A	0.0	N/A	0.0	N/A	0.0	N/A	0.0	N/A	0.0	N/A	0.0	N/A	0.0	N/A	0.0	N/A
国外	0.1	(0.0, 0.3)	0.1	(0.0, 0.3)	0.0	N/A	0.0	N/A	0.1	(0.0, 0.4)	0.1	(0.0, 0.6)	0.0	N/A	0.2	(0.1, 0.9)	0.0	N/A	0.0	(0.0, 0.1)
其他	0.2	(0.1, 0.5)	0.2	(0.1, 0.5)	0.0	N/A	0.0	N/A	0.2	(0.1, 0.5)	0.2	(0.1, 0.6)	0.2	(0.1, 0.6)	0.0	(0.0, 0.2)	0.2	(0.1, 0.8)	0.4	(0.1, 1.2)
合计	100		100		100		100		100		100		100		100		100		100	

N/A- 估计值为 0。

表 11-2 15 岁及以上使用机制卷烟的现在吸烟者购买 20 支机制卷烟的平均花费和购买 100 包机制卷烟的花费占人均国内生产总值的比例

人口学特征	购买 20 支机制卷烟的花费 / 元				购买 100 包机制卷烟的花费占 2018 年人均国内生产总值的比例(GDP)[1]			
					平均值		中位数	
	平均值(95% *CI*)		中位数(95% *CI*)		百分率(95% *CI*)			
总体	21.5	(13.4,29.7)	9.9	(9.9,10.0)	3.3	(2.1,4.6)	1.5	(1.5,1.5)
性别								
男性	21.6	(13.3,29.9)	9.9	(9.9,10.0)	3.3	(2.1,4.6)	1.5	(1.5,1.5)
女性	18.4	(2.6,34.2)	6.9	(5.0,9.0)	2.8	(0.4,5.3)	1.1	(0.8,1.4)
年龄 / 岁								
15~24	15.6	(12.6,18.6)	13.6	(9.8,15.6)	2.4	(1.9,2.9)	2.1	(1.5,2.4)
25~44	18.5	(13.5,23.6)	11.6	(10.0,13.9)	2.9	(2.1,3.6)	1.8	(1.5,2.1)
45~64	25.4	(8.3,42.6)	9.8	(9.1,10.0)	3.9	(1.3,6.6)	1.5	(1.4,1.5)
65+	19.8	(7.0,32.6)	5.8	(5.3,6.5)	3.1	(1.1,5.0)	0.9	(0.8,1.0)
居住地								
城市	27.2	(13.1,41.3)	10.0	(10.0,12.5)	4.2	(2.0,6.4)	1.5	(1.5,1.9)
农村	14.5	(9.8,19.2)	8.4	(7.4,10.1)	2.2	(1.5,3.0)	1.3	(1.1,1.6)
教育水平[2]								
小学及以下	13.6	(9.0,18.1)	6.9	(6.7,8.1)	2.1	(1.4,2.8)	1.1	(1.0,1.3)
初中	20.8	(13.2,28.5)	9.9	(9.9,10.0)	3.2	(2.0,4.4)	1.5	(1.5,1.5)
高中毕业	36.5	(–5.4,78.4)	10.8	(9.9,14.5)	5.6	(–0.8,12.1)	1.7	(1.5,2.2)
大专及以上	25.2	(15.4,34.9)	19.3	(17.9,19.8)	3.9	(2.4,5.4)	3.0	(2.8,3.1)
职业								
农民	14.6	(9.3,19.9)	6.9	(6.8,7.5)	2.3	(1.4,3.1)	1.1	(1.0,1.2)
政府 / 事业单位人员	18.5	(16.2,20.7)	15.0	(14.4,19.4)	2.9	(2.5,3.2)	2.3	(2.2,3.0)
企业、商业、服务业人员	20.4	(14.4,26.5)	13.7	(11.8,14.7)	3.2	(2.2,4.1)	2.1	(1.8,2.3)
教师	16.7	(13.7,19.7)	13.5	(9.6,18.1)	2.6	(2.1,3.0)	2.1	(1.5,2.8)
医务工作者	16.7	(11.8,21.6)	12.6	(9.4,19.8)	2.6	(1.8,3.3)	2.0	(1.4,3.1)
无业	16.2	(6.9,25.6)	9.6	(7.4,9.9)	2.5	(1.1,4.0)	1.5	(1.1,1.5)
其他	34.8	(4.8,64.8)	10.0	(10.0,11.1)	5.4	(0.7,10.0)	1.5	(1.5,1.7)
地区								
东部	28.4	(9.4,47.5)	10.0	(9.9,12.4)	4.4	(1.5,7.3)	1.5	(1.5,1.9)
中部	18.6	(10.3,26.8)	9.9	(9.1,10.0)	2.9	(1.6,4.1)	1.5	(1.4,1.5)
西部	15.7	(11.4,20.0)	9.9	(9.8,10.0)	2.4	(1.8,3.1)	1.5	(1.5,1.5)

[1] 2018 年中国人均 GDP 为 64 644 元(国家统计局)。

[2] 仅报告 25 岁以上应答者的教育水平。

表 11-3　15 岁及以上使用机制卷烟的现在吸烟者每月购烟花费的平均值和中位数

人口学特征	每月购烟花费 / 元			
	平均值（95% *CI*）		中位数（95% *CI*）	
总体	512.3	(318.7, 705.8)	217.8	(198.4, 240.2)
性别				
男性	518.6	(320.4, 716.7)	224.5	(210.8, 243.9)
女性	318.6	(40.7, 596.6)	95.7	(78.7, 137.7)
年龄 / 岁				
15~24	283.0	(220.6, 345.5)	164.6	(147.9, 230.2)
25~44	401.2	(290.7, 511.7)	241.4	(226.1, 290.5)
45~64	690.9	(226.4, 1 155.4)	225.7	(212.9, 252.2)
65+	487.4	(170.8, 804.0)	136.2	(121.4, 154.3)
居住地				
城市	624.3	(300.0, 948.5)	241.9	(225.5, 291.0)
农村	361.4	(242.9, 480.0)	178.2	(156.6, 210.9)
教育水平[1]				
小学及以下	361.8	(239.8, 483.7)	151.6	(150.1, 183.3)
初中	519.8	(331.5, 708.2)	223.7	(210.1, 245.5)
高中毕业	855.2	(–127.8, 1 838.2)	250.2	(229.9, 306.7)
大专及以上	490.3	(282.1, 698.4)	300.2	(284.0, 336.1)
职业				
农民	381.5	(242.4, 520.6)	154.4	(150.6, 183.1)
政府 / 事业单位人员	381.6	(313.7, 449.6)	295.3	(202.6, 337.0)
企业、商业、服务业人员	457.3	(320.2, 594.3)	271.0	(226.1, 308.4)
教师	386.4	(305.8, 467.1)	334.2	(246.1, 414.7)
医务工作者	278.7	(168.8, 388.6)	146.6	(117.4, 273.9)
无业	386.7	(160.0, 613.4)	169.5	(150.1, 239.7)
其他	802.9	(105.2, 1 500.6)	237.5	(217.9, 288.8)
地区				
东部	696.9	(230.1, 1 163.8)	240.8	(224.3, 289.2)
中部	462.3	(262.5, 662.1)	197.7	(176.3, 238.7)
西部	343.7	(246.1, 441.3)	180.8	(166.3, 234.6)

[1] 仅报告 25 岁以上应答者的教育水平。

表 11-4 15 岁及以上人群支持提高卷烟烟税和将部分卷烟税收用于控烟工作以及支付医疗保险费用的百分比例

人口学特征	人群中支持……					
	提高卷烟烟税（提高卷烟零售价格）		将部分卷烟税收用于控烟工作		将部分卷烟税收用于支付医疗保险费用	
	百分率（95% *CI*）					
总体	41.8	(39.6, 44.0)	72.8	(70.4, 75.0)	83.2	(81.0, 85.3)
吸烟状态						
吸烟者[1]	26.0	(24.0, 28.1)	64.6	(61.6, 67.5)	77.6	(74.8, 80.3)
非吸烟者[2]	47.5	(44.9, 50.1)	75.7	(73.3, 78.0)	85.3	(82.9, 87.3)
性别						
男性	39.0	(36.9, 41.2)	70.7	(67.9, 73.3)	81.8	(79.3, 84.1)
女性	44.6	(41.9, 47.4)	74.9	(72.6, 77.1)	84.7	(82.4, 86.7)
年龄 / 岁						
15~24	40.4	(35.5, 45.4)	75.3	(70.1, 79.8)	84.4	(80.0, 87.9)
25~44	46.0	(43.5, 48.5)	76.9	(74.5, 79.0)	86.4	(84.1, 88.4)
45~64	39.4	(37.0, 41.9)	71.0	(68.3, 73.6)	82.1	(79.6, 84.5)
65+	37.6	(34.7, 40.5)	63.4	(60.2, 66.5)	76.0	(72.8, 79.0)
居住地						
城市	46.0	(43.2, 48.7)	76.5	(74.2, 78.6)	86.4	(84.6, 88.0)
农村	35.5	(32.4, 38.8)	67.2	(62.7, 71.5)	78.6	(73.7, 82.8)
教育水平[3]						
小学及以下	31.6	(28.7, 34.7)	63.2	(59.7, 66.5)	76.0	(72.5, 79.2)
初中	39.8	(37.3, 42.3)	73.3	(70.5, 76.0)	84.4	(81.7, 86.8)
高中毕业	47.4	(44.0, 50.8)	77.5	(74.8, 80.0)	87.6	(85.3, 89.5)
大专及以上	61.1	(57.9, 64.3)	83.2	(81.1, 85.1)	89.6	(87.6, 91.3)
职业						
农民	34.4	(30.9, 38.0)	65.9	(61.2, 70.3)	77.1	(71.7, 81.7)
政府 / 事业单位人员	53.4	(47.8, 58.9)	76.8	(70.2, 82.3)	86.1	(80.7, 90.2)
企业、商业、服务业人员	45.3	(42.1, 48.5)	77.7	(75.5, 79.8)	88.3	(86.6, 89.8)
教师	58.4	(50.6, 65.8)	87.0	(81.6, 90.9)	94.4	(91.6, 96.3)
医务工作者	70.3	(61.8, 77.6)	92.2	(87.9, 95.1)	94.7	(90.2, 97.2)
无业	37.5	(33.5, 41.7)	71.3	(67.1, 75.2)	83.9	(79.7, 87.4)
其他	43.6	(40.7, 46.5)	73.5	(70.9, 76.0)	82.9	(80.6, 85.0)
地区						
东部	45.3	(41.4, 49.3)	75.1	(71.4, 78.4)	85.6	(82.1, 88.4)
中部	36.0	(33.0, 39.2)	71.3	(67.3, 74.9)	81.6	(77.7, 85.1)
西部	42.4	(38.6, 46.2)	71.1	(65.8, 75.9)	81.6	(76.2, 86.0)

[1] 包括现在每日和偶尔（少于每日）吸烟者。

[2] 包括曾经和从未吸烟者。

[3] 仅报告 25 岁以上应答者的教育水平。